助孕

当你想怀孕的时候
你 要 做 什 么

夏梦 著

天津出版传媒集团
天津科学技术出版社

图书在版编目（CIP）数据

助孕：当你想怀孕的时候你要做什么 / 夏梦著 . --
天津：天津科学技术出版社，2019.5（2020.2 重印）

ISBN 978-7-5576-6241-7

Ⅰ . ①助… Ⅱ . ①夏… Ⅲ . ①妊娠期—妇幼保健—基本知识②优生优育—基本知识 Ⅳ . ① R715.3 ② R169.1

中国版本图书馆 CIP 数据核字 (2019) 第 065269 号

助孕　：当你想怀孕的时候你要做什么

ZHUYUN : DANG NI XIANG HUAIYUN DE SHIHOU NI YAO ZUO SHENME

责任编辑：胡艳杰

助理编辑：马妍吉

出　　版：天津出版传媒集团 / 天津科学技术出版社

地　　址：天津市西康路 35 号

邮政编码：300051

电　　话：（022）23332695

网　　址：www.tjkjcbs.com.cn

发　　行：新华书店经销

印　　刷：三河市华润印刷有限公司

开本 710×1000　1/16　印张 14.5　字数 200 000

2020 年 2 月第 1 版第 2 次印刷

定价：45.00 元

前言

怀孕是一个奇妙的过程，听着轻松优美的音乐，闻着沁人心脾的花香，在一个美妙的夜晚，男人、女人，享受着温馨、激情的爱，“精子先生”们争先恐后、顽强拼搏……最终，最优秀的“精子先生”与“卵子小姐”成功相遇，新的生命开始孕育。但这一切，都需要很多条件……

对有的女人来说，怀孕是件轻而易举的事情，但对一些女人来说，怀孕是她们遥不可及的梦。很多女人在备孕这条路上，饱尝辛酸和苦涩，子宫疾病、输卵管疾病、无病难孕……这些虽然是女人怀孕路上的拦路虎，不容忽视，但也不用太过焦虑，只要积极应对，成功受孕的概率依然很大。

我接触过太多因孕育困难前来就诊的患者，也看到了太多女性因妇科疾病难以怀孕的痛苦。在治疗的过程中，我不止一次跟大家说，疾病不可怕，患子宫肌瘤一样可以怀孕；子宫内膜异位症，自然怀孕也有戏；合理治疗，输卵管积水也可以做妈妈……所以，我们一定要怀抱希望，保持乐观向上的心态，积极治疗，要知道，大部分疾病都跟心态有关，保持好的心态，病就好了一半，备孕尤其要如此，顺其自然，更容易怀孕。

一直以来，帮助女性怀孕，为女性解除孕育难题，是我最大的心愿。我将平时临床中遇到的问题进行归纳总结，希望能为更多的女性朋友们揭开备孕误区，破解怀得上的秘密。本书详尽地介绍了有关备孕、怀孕的相关知识，从如何调理体质、如何治疗疾病、怀孕之后的保养等方面进行了阐述，以期帮助所有女性增强对怀孕知识的了解，从而更好地关爱自己，做一个幸福的准妈妈。

希望所有的女性在遇到孕育难题时不要气馁，保持良好的生活习惯，不熬夜，不抽烟、喝酒，以更加积极健康的体魄孕育生命！

夏梦

2019.01

目录

第一章　怀孕，原来是这么一回事儿

第一节　怀孕，是夫妻两个人的事……003

夫妻间的那点事儿……003

创造爱的氛围，在浓浓爱意中孕育宝宝……006

第二节　子宫，生命开始的地方……009

第三节　卵巢健康，“种子”质量才高……013

第四节　输卵管——精子和卵子幽会的欢乐谷……016

第五节　阴道——胎儿自母体娩出的通道……019

第六节　受精卵合成，一个新生命的来临……023

第二章　想怀孕，先调理到易受孕体质

第一节　平和质——最易受孕的体质……029

第二节　气虚质——受孕略有麻烦……032

第三节　阳虚质——做妈妈也许要费番心思……035

第四节　阴虚质——备孕之前需调养……039

第五节　痰湿质——腰带越长，越难做妈妈……041

第六节　湿热质——与受孕关系不大 043
第七节　血瘀质——备孕道路没那么顺 046
第八节　气郁质——幸福总在磨难后 048
第九节　特禀质——与受孕无关，与健康有染 050

第三章　积极治疗妇科病，使怀孕更顺利

第一节　改善子宫疾病，为小生命准备一个家 055
带着子宫肌瘤也能怀孕 055
积极用药，降低宫腔积液对怀孕的影响 060
重要的事情说三遍，宫颈糜烂不是病，不是病，不是病！ 063
每年一次 TCT 检查，查查宫颈癌有无找上门 066
宫腔粘连，不是绝望的理由 070
只要这么做，患有宫腔息肉也能做妈妈 075
得了子宫肌腺症，不等于对怀孕说“No” 078
子宫内膜异位症，自然怀孕也有戏 081
子宫内膜过薄，也无须太担忧 085
第二节　清除输卵管疾病，让宝宝来得更加顺畅些 089
警惕！输卵管通而不畅 089
输卵管粘连，也堵不上做妈妈的道路 093
合理治疗，输卵管积水也可以做妈妈 096
第三节　搞定月经病，再圆妈妈梦 099
量少，无须担心，你依然有做妈妈的能力 099

量多，搞清状况再受孕 102
先后不定期，先调理再备孕 104
经期过长（过短），你可放心在家备孕 108
痛经，一定要理会，别让它真的阻碍了你的怀孕之路 112
第四节 赶走阴道炎，迎来“好孕气” 115
滴虫性阴道炎，怀孕路上的小波折 115
细菌性阴道炎，积极预防才是王道 118
念珠菌性阴道炎要注意，治好了再怀孕 121
第五节 积极治疗盆腔炎，还宝宝一个好的生长场所 124
警惕急性盆腔炎，别让它真正阻碍了你的妊娠之路 124
只要治疗方法得当，慢性盆腔炎也不怕 127
不可不防的结核性盆腔炎 131
第六节 乳腺病，不可忽视的“备孕无关派” 134
别怕，乳腺增生也能怀孕 134
乳腺纤维瘤，和受孕“八竿子打不着” 138
乳腺囊肿，不影响备孕 141
怀孕期间得知有乳腺癌 145
第七节 平衡内分泌，留住“好孕气” 148
雌激素异常，不是备孕路上难以逾越的障碍 148
甲状腺激素异常，控制后再受孕 154
多囊卵巢，并非意味着不孕 157
卵巢囊肿，那也不必绝望 160

第四章　无病难孕，就是要从内到外改变你的生活方式

第一节　心态好是怀孕的一剂好药……165

第二节　想怀孕，营养很重要……168

身体健康，才有源源不断的幸福……168

叶酸，可预防神经管畸形……170

要想身体好，还要吃得对……172

第三节　性爱的频率和姿势，对受孕有影响……175

第五章　孕期小问题，夏梦来帮你

第一节　不要轻易做人流……181

若非情非得已，千万不要做人流……181

习惯性流产，保胎有讲究……183

人流后半年才可再孕……187

第二节　宫外孕很凶险，预防措施要做好……189

宫外着床，就是一个要流氓的受精卵……189

第三节　孕期生病，用用药膳和小偏方……192

孕期呕吐，小食物也能帮大忙……192

孕期小病小痛，快请小偏方来帮忙……194

第四节 顺产还是剖宫产，医生说了算 198
顺产，瓜熟蒂落才最完美 198
顺产不得已，剖宫产来相助 201

第六章 为二胎妈妈答疑解惑

第一节 未雨绸缪，大龄妈妈不打无准备之仗 205
大龄女青年，孕前检查不能省 205
身体存在小疾病，积极治疗再当妈 208
第二节 关于二胎那些事儿 211
二胎，要不要生？ 211
生二胎，做个检查最保险 214
二胎妈妈，千万要管理好体重、血压与血糖 217

第一章

怀孕，原来是这么一回事儿

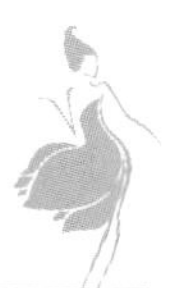

从少女到新娘，从新娘到怀孕生子，生命之旅在一步步前行。几乎每个女人都爱孩子，都渴望有个孩子，如果准备了几个月，但一直怀不上，就会让人产生焦虑、担心、失望之情。即便是生命的种子已经在肚子里安家，准妈妈也会因为身体的一点不舒服而提心吊胆。其实这都是正常的现象，我带大家了解一下怀孕这件事，消除大家的顾虑，让准妈妈能安心备孕。

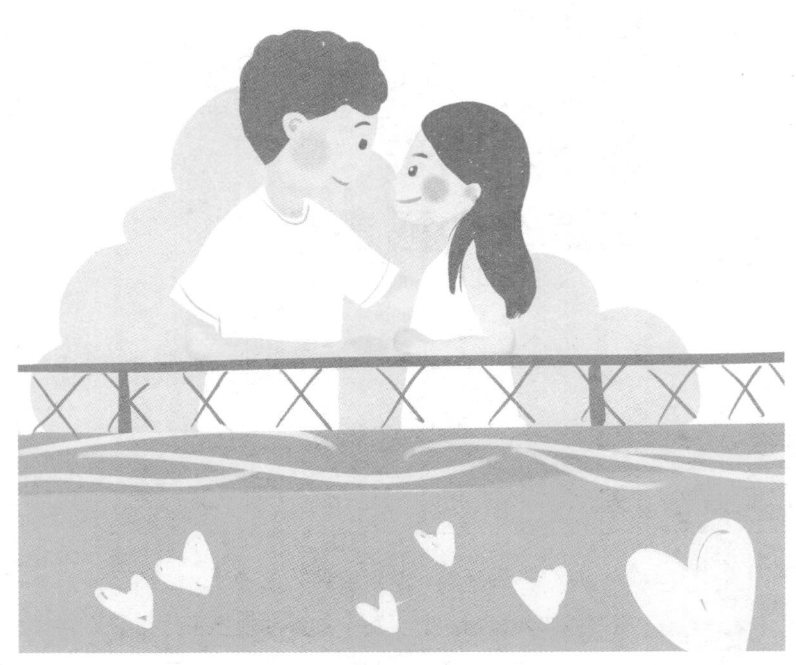

“我们第一次牵手是在玻璃桥

那天烟雨蒙蒙

下楼梯的时候他一直

牵着我的手

生怕我摔了”

第一节 怀孕，是夫妻两个人的事

夫妻间的那点事儿

夏梦问诊记

小燕29岁，丈夫32岁，结婚三年。婚后由于工作的缘故，他们一直过着两地分居的生活。但是相距并不是特别远，每个周末还可以见面，是名副其实的“周末夫妻”。

虽然两个人感情非常好，但是小燕也有自己的难言之隐。有一天她来找我，欲语还休，我鼓励她：“想说什么就说什么，我是医生。”她尴尬地笑了笑，说道：“我们的性生活出了问题。尽管每个周末见面的时候也是干柴烈火，但时间却非常短，最好的情况也就两三分钟，如果在太累或者状态不好的情况下，通常都是不到一分钟就完事了。而且我们准备要孩子都好几年了，也没怀上呢。”说完，她又是尴尬一笑。

我问她：“去看过医生吗？”她说：“看过，各项指标都正常。”我跟她说：“下次你和你的丈夫一起来，我给他把把脉，看看问题到底是出在了哪里，不管是身体问题，还是情绪问题，只有找到关键所在，才能对症下药。”

夫妻间的性生活是人之常情，出现问题要积极面对，只有性生活和谐了，夫妻感情才能更好，怀孕才能更顺利。

夏梦来帮你

《安娜·卡列尼娜》中有这样一句话："幸福的家庭都是相似的，不幸的家庭各有各的不幸。"用在这里也是合适的。不幸的夫妻各有各的不幸，幸福的夫妻都是相似的，那就是他们都有和谐的性生活。

现实中，夫妻之间的生活并非电影里的花前月下。尤其是婚后多年，皱纹爬上了脸颊，当初的激情也已退却，感情不再浓烈，性生活也变成了例行公事或者干脆没有……生活需要仪式感，生活也需要加点"料"，只有这样，才能使爱情保鲜，性生活和谐。

1. 在平淡中制造点小浪漫

幸福的婚姻需要爱，爱就要在平淡中制造点小浪漫。如果一段时间内，两个人之间都没有性趣，不妨由你主动，邀他和你一起去做个双人SPA。在同一个房间里、相同的薰香、彻底地放松……享受完这场SPA盛宴后，不要忙着回家，就像热恋时偷尝禁果一样，去酒店开个房间，给你们的爱情添把火。

2. 女人，一定要懂得浪漫

什么会让女人变得更美？烛光、月光会让女人变得更美。据一项调查显示，37%的女人在烛光或月光下做爱更愉悦。明白了这一点，那还等什么，将房间精心地布置一下：沁人心脾的鲜花、轻松优美的音乐、微弱的红粉灯光……都会为你们的性爱加分。

3. 身体疲倦，就让兴致慢慢来

如今，不少年轻的男女，都承受着巨大的工作、生活压力，每次下班回到家，往往已经筋疲力尽。此时，即便是有性生活的念头，疲倦的身体也会背叛你的想法。于是，性生活常常会草草收场，双方都未达到愉悦的境界。与其不欢而散，不如来点小改变，赶走疲倦，再进行性生活。

例如，沐浴过后，不妨跟他撒个娇，互相进行按摩，按按肩膀，捏捏脖子，放松一下身体。这样的按摩既能帮助你们从疲劳中走出来，还能挑起双方的兴致，何乐而不为呢？

4. 告别一成不变的性生活

提到一成不变的性生活，大多数女人会有一肚子苦水：没有前戏，直入主题，完事后倒头就睡……当性生活成了一种“程式化”的时候，你不妨主动改变一下，如：来一支热辣的舞蹈，或是拥抱着说一些亲昵的话……打破这种一成不变的套路之后，你会感受到不一样的性爱。

总之，关于夫妻间那点事儿，方法和技巧数不胜数，只要你细心去挖掘，就一定能够发现其中的美好，创造不一样的夫妻生活。

创造爱的氛围，在浓浓爱意中孕育宝宝

夏梦问诊记

作为一名医生，无论是在诊室，还是在网络上，我都会收到一些“奇怪的”咨询：

“夏医生，能否指导一下我们夫妻如何同房?

“夏医生，我们哪一天同房比较好啊?

“夏医生，为了尽快怀上，我们是天天同房，还是隔天同房为好?

“夏医生，我们两地分居，怎样同房才能尽快怀上宝宝呢?

“夏医生，备孕了那么久，现在我和老公越来越没兴趣同房了，咋办好啊?

“夏医生，哪种体位同房能增加怀孕的机会呢？”

…… ……

而最让我感到好笑的是一个和我比较熟的病人发生的事。一次，我正在地铁里，手机突然响了，我拿起电话：“喂，你好！”那边立刻传来一个带有歉意的声音：“夏医生，不好意思打扰你了。”

“没关系，说吧，什么事？”我问道。

“我今天去做B超，检测到要排卵了，我们是不是要马上同房？”

“当然可以了。”我语气肯定地告诉她，“只要有心情就可以。”

“可是我老公去上海出差了，他明天才会回来，会不会迟了？要不要今晚去找他啊？”电话那边传来了一阵焦急的声音。

“不用这么着急。”我压低声音说，“即使过了今晚，明晚同房也没问题。”

电话那边又紧追不舍，继续问道：“夏医生，那我们要同房几次才能怀孕呢？”

此刻，我真的是哭笑不得，只好告诉她：“有体力有精神想同房就同房，想几次就几次，这几天可以多做几次，没关系。”

说完这句话，我突然发现周围的人都在用很古怪的表情看着我。

夏梦来帮你

当女人的年龄一天天增大，当母亲的愿望也会越来越强烈，于是，你仿佛为生活找到了一个新的支点，有了新的目标和为之努力的激情。当奋斗目标一确定，你就迫不及待地开始实施了：为自己补充营养、让老公戒烟戒酒、夫妻二人制订锻炼计划，当然，晚上还不忘记交一次“作业”……忙忙碌碌一个月过去了，某天，大姨妈如期而至，于是你所有的努力都付之东流。为此，你不得不开始新一轮的造子计划。

刚开始一个月、两个月，你还是可以忍受失败的，但是若持续三五个月呢？半年呢？一年甚至更长时间呢？当所有的性爱都成了“例行公事”，生活就变了味儿。在电影中，就有这样一位“例行公事”的妻子。丈夫在看到娇美的妻子时，最原始的欲望在一点点被点燃，可是妻子呢，先是嘴里含着体温计测体温，再证实有没有排卵……当妻子将所有的工作都准备完毕后，丈夫早已经没有了做爱的兴致。

有的女人每次一到排卵期，就迫不及待地找老公同房。为此，有一个笑话，说男人多了一个请假理由：“我老婆排卵了。”男人有时候会抱怨：“涝的时候涝死，旱的时候旱死。想同房的时候不让，美其名曰攒够精力，而排卵了又恨不得让你一天做好几次……”女人抱怨的更多：“每次我都准备充足，而你只是匆匆应付，完事了你倒头大睡，我却要屁股下放个枕头保持最佳受孕姿势……”

其实，此时男人已经出现了性欲低下的苗头，女性也逐渐陷入了“性与怀孕”的误区。性爱，原本是件很美好的事情，是情到深处的一种升华。但是当我们抱着生育的目的做爱的时候，一切就变了味道。

更严重的是，这种紧张的做爱，还会影响女性的激素水平，干扰正常的排卵周期，降低受精的可能……总之，越紧张越是劳而无功，越想怀孕，妈妈梦就越是难以实现。

相反，夫妻双方若是能打开这一心结，不再为了例行公事而做爱，常常保持一个温馨甜蜜的氛围，你就会发现原来当妈妈也不是什么难事。很多人都说没准备的时候反而更容易受孕。因为当你不是为怀孕而做爱的时候，没有心理压力，情绪好，受孕也更容易。由此可见，在备孕的时候，创造一个温馨浪漫的氛围非常重要。其实，在很早的时候，就已经有了“情深婴美”的说法。顾名思义，夫妻之间性生活越是和谐，性环境越是温馨、甜蜜，双方的心情越是舒畅，生出的宝宝就越是聪明伶俐。

例如，夫妻在开始性生活之前，放下心中的烦恼，尽量保持心情愉悦，丈夫要照顾妻子的身体感受，并让妻子达到性高潮。另外，妻子在开始性生活之前，可以先将房间布置一下，摆上沁人心脾的鲜花，放上轻松优美的音乐，让整个卧室沉浸在微弱的红粉灯光下……这样一来，既能享受到高质量的性爱，又能实现自己当妈妈的梦，何乐而不为呢？

第二节 子宫，生命开始的地方

夏梦问诊记

我曾经遇到一位年轻患者，看样子也不过二十五六岁，结婚一年就怀孕了。对此，全家人都十分高兴。但是这种幸福没持续多久，肚子里的宝贝就离开了妈妈。

后来，她拿着病例和化验单来找我，想好好调理一下。我看着她的病例，真为她捏一把汗。她的子宫内膜很薄，还有部分粘连。我问她："你之前做过流产吗？"她看着我，有点不好意思，见我一直在等她回答，先是点了点头，然后又小声地说道："做过几次，有药流，也有无痛人流。""几次？具体是几次？"我问道。

她支支吾吾地说道："好像是五次吧，三次人流，两次药流。"听到她的回答，我真是又生气又怜惜："五次？你一个年纪轻轻的女孩，为什么不爱惜自己的身体呢？"

她说："当时觉得也没啥，现在做人流的不是挺多的吗？做药流跟来大姨妈一样，做人流是无痛的，一觉醒来就没事了。"

听到她的回答，我不禁愕然，真是无知者无畏。这么多次流产，对子宫的伤害该有多大呀，真是让人心痛。

作为女人，我们必须要了解子宫的重要性，不能让它受到一丁点的伤害，否则将可能一生都无法成为母亲，造成永远的遗憾。

夏梦来帮你

在每一个女人的体内，都有一个神奇而珍贵的小房子，那就是子宫。你可别小瞧了这个“小房子”，它对于女人来说至关重要。

对于宝宝来说，母亲体内的子宫，是世上最安全最温暖的地方。小宝贝在来到这个世界之前，他们会有十个月左右的时间住在这座“小房子”里。所以我们一定要爱护这个“小房子”，把它打造成最适宜宝贝住的环境，以免小宝贝不愿入住或中途“退房”。下面我们来看看这座“小房子”的真实面目。

子宫是女性生殖系统中的一个重要的器官，是宝宝生长发育的场所。它位于骨盆腔中央，在膀胱与直肠之间，呈倒置扁梨形，前面扁平，后面稍突出，壁宽腔小，上端宽而游离，朝前上方，下端较窄，呈圆柱状，插入阴道的上部。一般说来，成年女性的子宫的平均长、宽、厚分别为 7 厘米、5 厘米、3 厘米，子宫腔容量约 5 毫升。

对于女性来说，子宫至关重要，它不仅影响女性的生育能力，还能反映人体脏腑的健康状况。脾胃失养，子宫就会气血不足，于是出现月经失调，甚至引起不孕；肝脏得到调理，气血充分，子宫激素就能正常的分泌，从而使月经正常；若是肾气不足，子宫就会寒凉，出现手脚冰凉、痛经、月经紊乱的症状，甚至导致不孕。

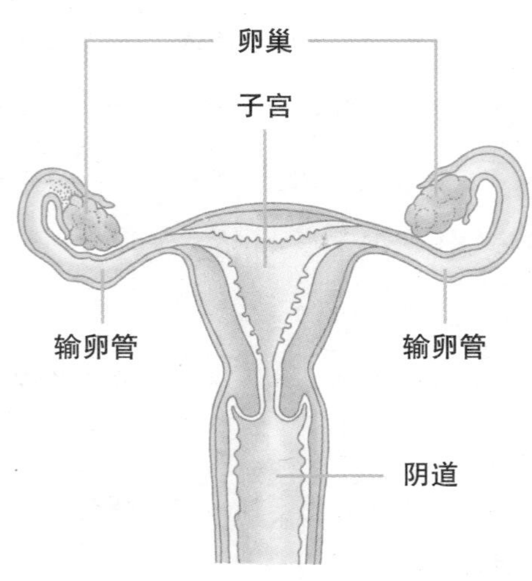

所以，对于女性来说，体内的这座“小房子”不但是孕育宝宝的重要

场所，还是女性健康的风向标。女性一定要照顾好子宫。对于一名备孕的女性来说，你的子宫好不好，你能给宝贝一个什么样的家，直接影响了宝贝是否会选择你这位妈妈。

懂得了这一点，我们就一定要精心呵护体内的“小房子”，千万不要再做下面的这些事儿了。

1. 意外怀孕私自采取措施

当甜蜜的二人世界突然撞上了意外怀孕，你会怎么办？对此，结了婚的女性尚能正确对待，即便是想流产，也会选择正规的医院与渠道。然而对于还没结婚便遇此事的女孩子来说，相比其他因素她们更多的是恐惧，害怕被亲戚、朋友知道，再加上缺乏常识，她们往往会选择私自吃药或到私人诊所进行手术。这样做，虽然解决了暂时性的麻烦，但是却很有可能伤害到子宫，严重的甚至可能导致终身不孕。

2. 不洁的性生活

在性生活的时候一定要讲卫生，这样不仅仅能够提高性生活的质量，还有利于保护我们体内的“小房子”。否则，病原体就会经阴道进入子宫腔内，从而引发子宫内膜感染等疾病。

3. 性生活紊乱，多名性伴侣

如今，大家对性的想法越来越开放，过早开始性生活的年轻人越来越多。有些女孩子不仅过早地开始性生活，还不断地更换性伙伴。在她们的眼里，所谓的性生活不过是一场游戏。然而惨痛的事实摆在面前，性生活越早，性伴侣越多，就越容易伤害自己的身体。

4. 忽视孕前、产前检查

若是说产检，很多女性尚能做得到。但是在怀孕之前，几乎没有人会去医院做一次彻底的检查。其实这是一种很不好的做法，从优生优育的角度考虑，准备怀孕时一定要去做一次孕前检查。

5. 多次人流

如今，无痛人流仿佛是给了广大女性一个放纵的理由。在她们看来，即便怀孕了也无妨，流掉即好，反正也不会太痛。但是作为一名医生，我可以负责任地告诉你：女人一生流产不要超过 3 次，且一年之内最好不要超过 2 次。

对于子宫来说，反复流产就是对其最大的伤害。因为人流手术不可视，医生在做手术的时候，是绝对的“盲操作”。在这种情况下，什么样的意外都有可能发生。

女性朋友们，你们千万不要认为我是危言耸听。若不信，我们可以观察对比一下，同样年龄的女人，一个做过多次人流，另一个从未做过人流，这两个人会是完全不一样的精神状态和身体状态。所以，作为一个女人，不管是为了给宝宝提供一个健康的“家”，还是为了自己的健康，我们都要好好地爱护自己体内的“小房子”，莫因一时放纵而悔恨终身。

第三节 卵巢健康，“种子”质量才高

夏梦问诊记

我曾诊治过一名患者，吴女士，28岁，结婚两年多未孕，她和老公一起来到我的门诊。说实话，当时我第一眼看到吴女士的时候，就觉得这个女人看起来特别苍老，蜡黄的皮肤，没有一点儿光泽，身材严重变形……而她身边的丈夫则恰恰相反。

她一坐下，就痛苦地告诉我：“大夫，我吃药吃到想死掉。”原来，她结婚两年多了，因为卵巢早衰一直在用药，吃了一年半的中药，可是到目前还没有怀上。

夏梦来帮你

当今社会，用一个词来形容女性尤其是职场女性的现状，那就是——压力山大。每天清晨一睁眼，就要面临永远也做不完的工作，而且不敢有任何懈怠。因为在你的身后有无数只眼睛正在虎视眈眈地注视着你的位置，你紧绷的神经只要稍微一松懈，马上就会被别人替代。于是，你不敢埋怨、不敢退让，只能像个男人一样，迎着风浪向前冲；回家之后，你还不得不扮演一个好妻子，洗手做羹汤……

就这样，日复一日，在高压之下，突然有一天你发现自己出现了月经少、皮肤干燥、脾气暴躁等衰老现象。

正常情况下，女性一过40岁，身体就会开始衰老，这就是我们平时常说的“女人四十豆腐渣”。四十岁是女人的一个分水岭，从此之后，女性的身体开始一步步走下坡路。对此，我们谁也无能为力。可是现在摆在我们面前的问题是，才三十出头甚至还没有生育的女性就已经过早地踏入了这一行列，这一切的罪魁祸首，是卵巢功能早衰。

对于女性来说，卵巢的重要性不言而喻。对于一个女人来说，只有卵巢健康了，才有机会实现当妈妈的梦想；否则，一旦卵巢出现问题，什么梦想都变成空想，变成白日梦了。

卵巢中，有我们孕育生命的“小种子”。因此，我们必须像养花一样，精心地护理这些“小种子”，每天给它浇浇水，时不时施点肥，这样“种子”才能保持健康。一旦遇到合适的机会，将这些“种子”播种到“土壤”之中，很快就会生根发芽，然后一点点长大。相反，如果不懂得呵护这个“后花园”，任凭它雨打风吹日晒，很快种子就会出现问题。

当然，一个本身就有问题的“种子”，即使给它提供了合适的土壤等条件，它也不会生根发芽，因为它早已经丧失了这种能力。如果到这时，你才意识到问题的严重，再去给它浇水施肥，那时候任凭你怎么努力，“种子”也不会重现生机。

因此，我奉劝广大女性朋友，趁着我们还年轻，趁着你的“后花园”还没有遭受多少风雨摧残，赶紧保护起来吧，千万别等收到卵巢早衰的警报时再做努力，如果真的到那时，一切都为时已晚。

那么，我们要怎样做，才能给“后花园”以充足的保养呢？

首先，必须要有健康的生活方式、良好的心态。中医认为，长期劳累、精神紧张或郁郁寡欢非常容易导致内分泌失调，而内分泌一旦失调，接着还会出现失眠或者早醒的现象，以至于产生恶性循环。因此，对保养卵巢来说，没有什么比健康的生活方式和良好的心态更适合了。

其次，要注意饮食调养。卵巢在一个月经周期中有卵泡期、排卵期和黄体期。对此，中医上认为，月经周期不同的阶段体内阴阳气血状态也有所不同，所食用的食物也应该各有侧重。如月经期过后是阴长期，此时就应该静养阴血，吃清淡滋养的食物，如豆类、块茎类食品；月经来潮前的阶段则属于阳长期，宜吃温养的食物，并增加运动量以使气血流畅，月经按时来潮。

由于人的体质各有不同，所以在食用食物的时候，也有补泻寒热之别。如体质偏热且并不虚弱的女性，为了保养卵巢而长期食用阿胶、核桃、芝麻等温补滋腻的食物，使体内的火热或湿热更盛，反而会出现月经失调和身体“上火”的症状。

最后，广大女性还需要给你的“后花园”定期施肥。那么，“肥料”从何而来呢？其实你的卵巢分泌的雌性激素和孕激素，就是你所需要的“肥料”。在这些“肥料”中，雌性激素可促进女性生殖器官的生长发育，促进女性第二性征的出现等；孕激素则可促进子宫内膜在雌性激素作用的基础上继续生长发育，为受精卵在子宫里着床做准备。因此，广大女性，只有适度地给“后花园”施肥浇水，花园里蕴藏的“种子”才会更好、更健康地生长。

第四节 输卵管——精子和卵子幽会的欢乐谷

夏梦问诊记

赵女士和她老公是大学同学，他们从校园一直走到婚姻的殿堂。4 年前的一天，两个人结婚了，开启了人人羡慕的“二人世界”生活。

由于双方都是独生子女，结婚没多久，双方的老人就催着他们要个孩子。夫妻二人也很想满足老人的愿望，可是两年过去了，赵女士的肚子没有丝毫动静。虽然赵女士有老公的理解和包容，但幸福中还是有些许尴尬。两个人在万般无奈下，来到我的门诊。

那是一个下午，一看到我，赵女士就说：“医生你救救我吧。”看着她着急的样子，我不禁问道：“怎么了？你先别急，慢慢说。”接着，她就把自己的故事一五一十地告诉了我。

听后，我问道：“你之前是否有做过人流手术？”赵女士结结巴巴地说：“有，有过一次，就是我们上学那会儿，那时候我们怕出事儿，还特意去医院做的，应该不会是这个原因吧？”赵女士越说越怀疑，最后小心翼翼地问道。

“这个可说不好，任何人流都有一定的危险，专家也会失手。但是这需要检查才能证实。这样你先去做检查，我们拿到结果再说。”我回答。

经过检查，终于发现赵女士多年不孕的原因竟是输卵管出了问题。

夏梦来帮你

关于怀孕这件事儿，说简单就是一刹那的事情，说复杂还真的不是你想象的那么简单。千万不要认为怀孕就是男女床笫之间的那点事儿。要知道，那只是一个激动人心的前戏而已，当女人排出了一个“卵子小姐”，男人释放出他的“精子先生”后，两个人必须要相遇才能形成一个新的生命。茫茫人海，“精子先生”能否与“卵子小姐”相遇、相识，自然离不开“红娘”——输卵管的帮忙。

说到这里我们就明白了，原来怀孕看似简单，实则很麻烦，不仅要卵巢提供健康的“种子”——卵细胞，还必须要有肥沃的土壤——子宫，当然，更离不开输卵管这个“红娘”。

下面我们就来揭开这个“红娘”的神秘面纱：输卵管既是子宫的近邻，也是子宫最亲密的“妯娌”。输卵管为一对细长而弯曲的管，位于子宫阔韧带的上缘，内侧与宫角相连通，外端游离，与卵巢接近，全长为 8 ~ 15 厘米。输卵管左右各有一条，分为四个部分：连着子宫的是间质部，然后依次是峡部、壶腹部、伞部。

输卵管特殊的构造，决定了它的两个功能。第一，充当“红娘”角色。卵巢的“种子”一旦成熟，到了合适的日子，就会进入到输卵管，然后在那里静候她的“精子先生”。此时，如果男女之间完成了这项神圣的工作，“精子先生”就会不远万里地经输精管，再经女性阴道、宫颈、子宫腔，然后进入输卵管，向“卵子小姐”示爱和进攻。此时，输卵管自然有了第二个功能：那就是为“卵子小姐”和“精子先生”提供一个幽会的场所。

通过我们前面所讲的，我们可以知道输卵管可以分为四个部分。“精子先生”和“卵子小姐”在输卵管相遇后，会选择一个最佳的场所进行幽会，那就是壶腹部。这个地方，顾名思义，就像水壶的肚子一样，管腔比较宽大，而且也比较长，有 5 ~ 8 厘米，可以为“精子先生”和“卵子小姐”提供了一个宽敞的环境幽会。

其实，选择壶腹部不是因为这个地方宽敞，而是另有作用。要知道，“精子先生”在到达壶腹部之前，必须要先经过“峡部”和“间质部”。别小看这两个部位，成千上万个“精子先生”就丧命于此地。这两个地方，管腔一个比一个窄，如同精子旅程中的“收费站”，我们很难想象，如果没有这些“收费站”的一层层阻拦，上千万甚至上亿个“精子先生”蜂拥而至，来到“卵子小姐”身旁，会是怎样的一种景象？为了避免这种现象的发生，“精子先生”需经过“峡部”和“间质部”的层层考验、过滤，最优秀的“精子先生”才能与“卵子小姐”相识、相爱、成婚。

亲爱的女性朋友们，现在知道一个小生命是如何形成的了吧？当你决定要生一个宝宝的时候，你不仅仅要有健康的“种子”“肥沃的土壤”，还必须要提供一个健康的通道。这样，你的“种子”才能顺利地与她的“真命天子”相遇、相结合，并共同成长。否则，一旦输卵管出现了意外，即便是其他硬件俱全，也是白白浪费。

第五节 阴道——胎儿自母体娩出的通道

夏梦问诊记

阿鹂最近总是感觉阴道不适，阴道口奇痒难耐，但是她并没有当回事。痒了一个星期，她实在忍不住了，就来到了我的门诊。

我给她检查了白带，结果清洁度Ⅳ度，白带呈豆腐渣样，这是典型的霉菌性阴道炎，而且因为持续瘙痒，外阴都被挠破了。我给她开了清洗的药，并让她注意下体的卫生。

阿鹂一听我说注意卫生，就急急地跟我辩解："我最注意卫生了，每天都用妇炎洁清洗外阴，隔几天再清洗一次阴道。"我明白了她的病因不是卫生问题，而是清洁过度了。过度清洁会破坏阴道内的环境，从而导致阴道炎。

夏梦来帮你

虽然每一个女人都有阴道，但这并不代表你真正了解它。阴道是由黏膜、肌层和外膜组成的肌性管道，富伸展性，连接子宫和外生殖器。从解剖图上看，阴道是一个富有弹性的管状气管。它在人类生殖过程中具有多重"身份"，既是性交器官，也是月经血排出和胎儿娩出的通道。

我们不难发现这个定义颇有意思，耐人寻味。一个"也"字，就承上启下地把阴道的主要功能和次要功能解释清楚了。而且这几个功能主要是按照使用频率来排列的。

我们先从使用次数最少的功能说起，阴道是经血排出和胎儿娩出的通道。假如一个女人12岁初潮，52岁绝经，大概有40年的生育时间。即便是每年生一次，阴道作为胎儿娩出母体的通道也不过为40次，当然这是一种不可能的现象；阴道作为经血排出通道，一年12次，40年也最多500次左右。但是，阴道作为性交器官的使用次数，却远远高于500次。通常情况下，一名新婚女性最多3年就会超过这个数据。

平常阴道是闭合的，横切面呈“H”形。阴道前壁较短，长7～9厘米，后壁较长，约9～12厘米。其上段向下向后弯曲，接近骶骨凹，下端向前屈，使阴道矢状面呈“S”形。一般情况下，是可以用手指摸到子宫颈和阴道的尽头（穹隆）的。阴道的结构特点主要是下部较窄，下端开口于阴道前庭后部，开口部位有一层膜，称为“处女膜”，可呈环形、半月形、伞形等状。

此外，我想说说阴道的伸展性，为什么单说这一点呢？因为阴道是胎儿娩出母体的通道。对于未生育的女人来说，她们很难想象得到，小小的阴道竟然能将一个七八斤重的胎儿分娩出母体。不要怀疑，阴道看似很小，但是在分娩的时候，却能够伸展到胎儿的脑袋那么大。对于这一切，我觉得说它神奇都不为过。

可见，对于女性来说，保护好你的私处是多么的重要。私处健康了，夫妻生活才能和谐。私处健康了，才能避免一些不必要的疾病，才能保证胎儿的健康。

那么，我们应该如何保护好自己的私处呢？

1. 少穿紧身裤

现在，越来越多的女性喜欢穿紧身或贴身的裤子，如牛仔裤，其实你在美的同时也严重伤害了你的私处。另外，还要避免穿紧身尼龙内裤、丁字裤等，为了私处的健康，女性最好选择棉质内裤。

2. 定期妇科检查

作为医生，我建议有性生活的女性一年至少要进行一次全面的妇科检查。这是非常有必要的，通过妇科检查可提前发现未察觉的妇科疾病，然后积极治疗，以防疾病进一步恶化，造成严重的后果。

3. 平日不用卫生护垫

在生活中，有些女性朋友喜欢用卫生护垫，觉得这样很卫生。其实恰恰相反，不是月经期，尽量不要用卫生护垫。

4. 用清水冲洗阴道即可

在阴道内至少含有 15 种细菌，这些细菌可以维持阴道内的酸性环境，以对抗外来有害微生物和细菌的入侵，从而保证女性阴道的健康。因此，女性最好每天晚上用清水清洗外阴，不要用各种药液进行阴道清洗，否则会把阴道内的正常细菌杀灭，破坏阴道的内平衡，从而导致阴道炎。

5. 注意饮食与休息

广大女性朋友，在饮食上一定要注意避免食用辛辣刺激性食物。同时，也要注意好好休息，让身体保持气血充盈、免疫力强的状态。

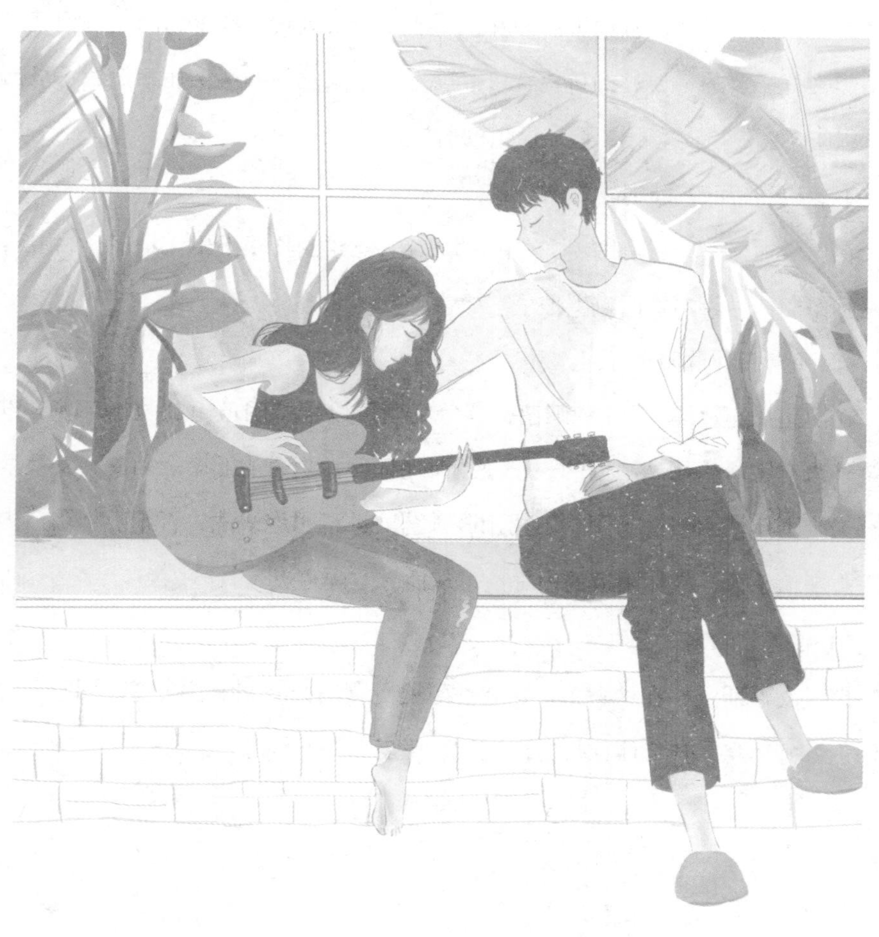

第六节 受精卵合成，一个新生命的来临

夏梦问诊记

刘如是一位外企白领，因为工作忙，三十五岁才想着要孩子。我负责给她调养身体，一段时间后告诉她，她的体质可以准备怀孕了。两个月后的一天，她突然又来找我，慌慌张张地说，她下面有出血，血量也不多，就是一些血丝，不知道这次是怀孕了要流产，还是要来月经了，但是看着又不像是月经。

我安抚了一下她的情绪，给她把过脉，又询问了一些相关的症状，然后告诉她，这种情况应该是受精卵在着床，让她不要紧张。

夏梦来帮你

我们都知道，卵子深藏于女性的卵巢之中，女性每个月都会排一个卵子到输卵管中（偶尔也能排出 2 ~ 3 个），然后在那里静静地等着她的“真命天子”。但是卵子给她的等待设定了一个期限——24 小时，卵子若是 24 个小时都没有等到她的“精子先生”，就会“含恨而终”。

而卵子的“真命天子”则深藏于男性的睾丸之中。在每一次性交的时候，都会有一支浩浩荡荡的“精子大军”冲到子宫附近。自此，精子的征程就正式开始了。他们一路经过阴道到达子宫口，接着再到达输卵管内与卵子相遇。

然而对于精子而言，这个旅程却不是那么平坦，在这段漫长的旅程中，浩浩荡荡的大军要经过层层的筛选，最终只有几百个“勇士”可以达到目的地。可以说，为了孕育一个新的生命，精子还真有一股前仆后继、“不到长城非好汉的精神”！

要知道，当精子进入女性的阴道之后，就开始了生死的较量。因为阴道里面的环境只能允许它存活 1 ~ 2 小时，所以，精子从阴道进入子宫颈的这一路上，会有一大批能力差的精子牺牲。剩下的进入子宫颈的精子，同时还要面对两个问题：一是躲避子宫腔内白细胞毫不留情的吞食；二是面对两根输卵管，要选择一个正确的方向。

在这一过程中，自然又会丧失掉一部分精子。找到卵子的那些精子们，大部分都会疲惫不堪，丧失了与卵子结合的能力。最后剩下的只有为数不多的“精子勇士”。

当这几百个“精子勇士”遇到了静候他们的“卵子小姐”时，就会立刻包围上去，都企图获得卵子的青睐。不过在这之前，精子们还需要经过一段时间的孵育，这个过程也称为精子获能。获能后精子的头部会分泌顶体酶，精子只有具备了这项本领，才能溶解卵子周围的放射冠和透明带，真正突破防线，和卵子相结合。

不得不说，生命开始的过程十分精彩。有一位科学家把这一精彩的瞬间拍了下来，并把它定义为“生命的接吻”。

看似简单的外表下，隐藏着复杂的过程。生命的开始亦是如此，通常情况下，我们认为怀孕只是一刹那的事儿，可谁又能想到这一刹那却要经过如此多的波折呢？就拿精子来说，从出发时的上亿颗精子，到遇到卵子时的上百颗，再到最后赢得卵子的只有一颗或两颗。可见，精子与卵子结合其实就是一个优胜劣汰的过程。

经过长途跋涉、生死竞争，最优秀的精子终于和卵子结合在一起了，他们亲密地拥抱在一起，缠绵悱恻。于是他们一边进行细胞分裂，一边沿着输卵管开始了甜蜜的蜜月之旅。而子宫就是他们蜜月的目的地。

从输卵管到子宫这一路，受精卵走走停停完全依靠女性输卵管的蠕动与纤毛的摆动来完成。一开始的时候，受精卵的移动速度非常慢，最初的24小时，它停留在原地一动不动，待到第2天的时候，才会进入输卵管的峡部，然后再停留2天。当然，在这两天中，受精卵分裂成由16个细胞组成的实心细胞团，称桑葚胚，也称早期囊胚。直到受精后的第4天，桑葚胚才进入子宫。

此时，子宫的景象已经完全发生了变化：子宫内膜变柔软，像地毯一样，而且为了使进入子宫的受精卵能够附着在上面，子宫内膜上面还长出许多像小手指一样的突出物。这个景象就像一个攀岩运动员利用岩壁上的突出物，攀附在岩壁上。不同的是攀岩运动员还有安全带保护着，而受精卵却一点保护也没有。并且这种看似很危险的状态一直要持续整整2天！

2天之后，也就是受精卵形成后的第6天，受精卵会分泌出一种蛋白酶，而这种蛋白酶恰恰可以溶解子宫内膜，从而受精卵可以在内膜上溶出一个直径为1毫米的缺口，然后受精卵会立即植入这个缺口，摆脱之前危险的状态。一直到第12天的时候，子宫内膜组织将其修复，受精与着床就全部完成了。可以说，在这一过程中，受精卵一面滚动，一面附着，争取定位，竭力设法植入子宫内膜，这是一个充满惊险的过程。这一过程完成之后，受精卵就开始了新的历程！

其实，受精卵着床的这一个过程，就像是播种一样。任何一个生命的开始都离不开肥沃的土壤。植物生长需要土壤，人的生长需要子宫内膜这层土壤。一般说来，最适合生命生长的子宫内膜厚度应该在9毫米以上，若母体的子宫内膜小于这个厚度，就好比把种子撒在贫瘠的黄土地上，很难生根发芽！

在子宫中，受精卵植入缺口以后，就像所有的植物种子生根发芽一样，受精卵也会长出许多绒毛。起初，绒毛很少、很浅，慢慢地，随着时间的推移，绒毛就会越来越密，越来越深，直到长入子宫肌体。

一般情况下，受精卵“生根发芽”的过程大约要持续2个月，在这个过程中，很多妈妈都会感到腹部很不舒服，甚至出现隐痛的感觉，其实这是受精卵绒毛生长所致。待到2个月之后，受精卵的绒毛直接长到子宫肌体，受精卵便与母体牢固地结合在一起了。在此之前，妈妈们千万要小心，一定不能太劳累，这也就是我们经常说的怀孕前3个月很重要的原因。在此期间，长途旅游、提重物、进行激烈的活动都是不适宜的。

对于生命来说，受精卵着床是一个非常重要的时刻。同样对于一个女性来说，受精卵着床也有着分水岭的重大意义。很多女性朋友都十分迫切想了解这个过程发生了没有，自己的身体能否感觉得到。

其实这个要因人而异。对于同一件事，每个人的感觉是有所不同的，对于复杂的生理现象来说更是如此。但是，即便是有千差万别，我们还是可以根据共同的特点进行一些总结。

1. 着床降温。在排卵的第10天，基础体温骤降到36.58℃，第2天又猛升到37.04℃。

2. 小腹有一点隐隐的痛和酸酸的感觉。

3. 乳房胀痛，乳头有触痛感，有感冒的症状。

4. 感觉疲倦。总是精力充沛的你，突然感觉到疲惫不堪。这主要是因为一旦怀孕，体内就会分泌大量的荷尔蒙，会让人觉得筋疲力尽。

5. 着床出血。受精卵着床时，阴道分泌物中会有少量的粉色、鲜红色或棕褐的血丝，或者血点。一天之中可见三次，这种情况可能持续三四天。有的着床出血时间和平时月经时间相差无几，有的则可能提前一周，没有月经的不适感。

第二章

想怀孕，先调理到易受孕体质

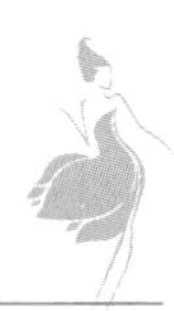

在这个世界上，我们每一个人都是一个特殊的存在，相貌不同、性格迥异、生活方式千差万别、成长背景不同、学历有高有低……甚至，连体质都是不同的。这也就是为什么有的人喝凉水也长膘，有的人整天胡吃海喝也不胖；有的人动不动就生病，有的人却百病不侵；有的人轻而易举就怀上了宝宝，有的人煞费苦心也怀不上。可以说，怀孕与体质也有一定的关系。要想早日怀孕，就必须要按照医生的建议，将自己的体质调理到最佳的受孕体质。

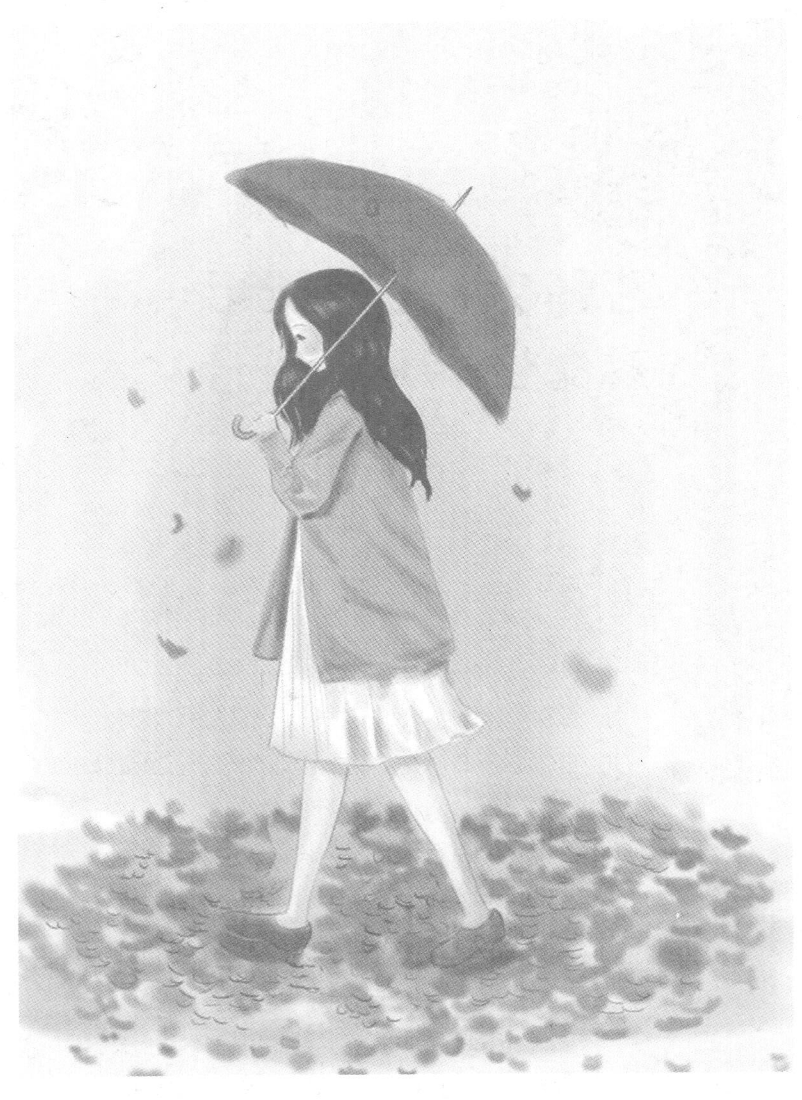

不要着急

最好的总是在不经意间

出现

第一节 平和质——最易受孕的体质

平和质的特征

1. 总体特征：阴阳气血调和，以形态适中、面色红润、精力充沛等为主要特征。

2. 形体特征：体形匀称、健壮。

3. 心理特征：性格随和开朗、豁达乐观。

4. 常见表现：面色、肤色润泽，头发稠密有光泽，目光有神，鼻色明润，嗅觉通利，味觉正常，唇色红润，精力充沛，耐受寒热，睡眠安和，胃口良好，两便正常，舌色淡红，苔薄白，脉象有神。

5. 发病倾向：平时较少生病。

6. 对外界环境的适应能力：对自然环境和社会环境适应能力较强。

7. 平和质的女性特征：经期 28 天一行，行经 5 ~ 7 天，量中色红无血块，无经前乳胀，无痛经表现。白带量中，色白或透明，无异味。

有一位女性来到我的门诊，咨询上环的事情。问及原因，她说："我已经有 3 个孩子了，实在是害怕再次怀孕了。"

我顺势打量着这位女性，丝毫没有看出来她已经是三个孩子的母亲了。虽然她衣着普通，但往那儿一站，就是一道亮丽的风景。人说不上多美，但是整个人的精神状态很好，皮肤有光泽且很红润，体态也不错，没有因为生了 3 个孩子而有丝毫的损伤……

"我五年前结的婚，婚后两年间，因为暂时没有怀孕计划，就一直采取措施避孕。两年后，觉得是时候了，就开始将怀孕的事儿提上了日程，结果一个多月就怀上了，家里人都特别高兴，整个孕期也都非常正常，甚至连感冒等小症状也没出现过。10个月后，产下了一个7斤重的儿子。

儿子出生后，我奶水很足，也很健康，丝毫没有影响夫妻生活。儿子8个月的时候，我给他断了奶，把心思全部转移到了店里的工作上。但是没过多久，令我头痛的事儿出现了——我又怀孕了。

对此，丈夫笑着说：‘你就是那种一碰就能怀孕的人’。天啊，孩子才10个月，我居然又怀孕了，我原本想着到医院做人流，可是老公强烈建议留下来。我犹豫了……

孩子在我肚子里一天天长大，后来就这样一直到了她们——一对双胞胎女儿出世。

这次我吸取了教训，每次都必须采取措施避孕。但是总有疏忽的时候，一个偶然的机会，我居然又中奖了，这次连老公都建议我做人流、上环了。”

我不知道这个女人的话会引来多少女人的羡慕嫉妒恨，要知道不是每一个女人都能顺利地怀上宝宝的。造成女人不能怀孕的原因有很多，但是最主要的就是女人的体质。

在生活中，总有些女人在怀孕这件事儿上备受恩宠，怀孕对于她们来说简直就是小菜一碟。那么，什么样的体质才是最容易受孕的体质呢？从中医的角度来分析，女性受孕讲究的是“人和+地利+天时”，而在这三个要素中，人和占位第一。所谓的人和，有两层含义：一是外部环境的人和，主要是女性和家人以及亲戚朋友间的和顺、和睦，这个我们暂且不提。二是内和，即女性体内的五脏六腑、气血、生理和心理都要和谐顺畅。

这里所说的“内和”女性，通常多为平和体质，她们拥有最健康的一种体质，体内脏腑和谐、气血通畅，是怀孕的“宠儿”。中医上认为，这类体质，一方面是由于先天禀赋良好，另一方面是后天调养得当。这种人体质健康、情绪稳定、生活规律，当然受孕能力也比较强。可以说，在备孕的这条道路上，拥有平和体质的人是运气非常好的“幸福女人”！

相信很多女性都会羡慕她们，“要是我也是这种体质该多好啊！”“为什么我煞费苦心都得不到的事儿，在人家那里不过是轻而易举的事情”……其实你也不必太过于纠结这件事儿，平和体质的确是得天独宠，不仅你羡慕，我也很羡慕，但是这类人却占极少数。据统计显示，平和体质所占人群比例，约为三分之一，且男性多于女性，与年龄成反比，也就是年龄越大，平和体质的人数就越少。

平和体质是正常体质，但一个生命，从形成就会受到外来诸多因素的侵袭或干扰，如风寒燥湿暑热、喜怒忧思悲哀恐等，从而导致不良体质的出现。因此，在备孕的时候，如果你是平和质，我要说一声“恭喜”，如果你不是这一群“幸运儿”，也不要气馁，因为体质是可以通过调理慢慢改善的。

第二节 气虚质——受孕略有麻烦

气虚质的特征

1．总体特征：元气不足，以疲乏、气短、自汗等气虚表现为主要特征。

2．形体特征：肌肉松软不实。

3．常见表现：平素语音低弱，气短懒言，容易疲乏，精神不振，面色㿠白，眼神无光，口唇颜色偏淡且没有光泽，头发干枯，易头晕心悸，易出汗，食欲低，大便稀，舌淡红，舌边有齿痕，苔白，脉细弱。

4．心理特征：性格内向，不喜冒险。

5．发病倾向：易患感冒、内脏下垂等病；病后康复缓慢。

6．对外界环境适应能力：不耐受风、寒、暑、湿邪。

7．气虚质的女性特征：气虚可导致月经先期、崩漏、产后恶露不绝、产后自汗、产后小便异常等疾病。若气虚进一步发展，可发展为气陷，发生阴挺，同时也可表现为月经周期提前、经量多、经血色淡质稀、漏乳、出汗多、妊娠期或产后小便异常等各种妇科症状。

一天，一位多年未见的高中同学来到我家里做客，吃完饭大家就坐在一起聊天，聊着聊着就聊到了“孩子”这个话题上。这个同学和我同岁，我们同一年结的婚，现在我儿子已经13岁了，可是这位同学依然没有怀孕。

所以一说到“孩子”，她显得十分激动，她说：“夏梦，你看我都结婚十几年了，可是一直怀不上，我去医院检查过，指标也都正常。你是知道的，我老公是个军人，平时就是聚少离多，刚开始很难怀上也情有可原，最近这两年，为了要个孩子，我工作都辞了，特意跑到他部队所在的地方，可是两年过去了，还是没有一点儿动静……”

其实在她说这些话之前，通过我对她的观察，已经略知一二，别的先不说，单从她这副柔柔弱弱的身体就可以看出她未能怀孕都是体质惹的祸。通常情况下，女性在怀孕的道路上遇到挫折时，第一时间都会选择去医院做检查，这种做法非常正确，首先要排除身体疾患，若检查结果都是正常的，这种时候就要考虑是不是体质的原因。

通过前面的讲述，我们已经明白了气虚体质的特征，在这里我想说的是，气虚是不孕道路上最大的拦路虎。

几乎所有的女人都渴望当妈妈。年轻的时候，可以肆无忌惮地挥霍青春，但是等到了一定的年龄，尤其是看到同龄人都在晒娃的时候，每个女人都想有一个自己的孩子。

于是，“生一个宝宝”这个念头越来越强烈，无奈备孕两年，却没有怀孕。此时，你开始疑神疑鬼，怀疑自己不孕。去医院检查，但是一切都正常。就这样，一个身体没有任何问题的女人却总是怀不上宝宝。其实，在这批人当中，很大一部分都是气虚体质的女人，之所以怀不上宝宝，不是身体内部零件出了问题，而是你的体质还不允许。

气虚体质的女人，常常是柔柔弱弱的，她们脸色蜡黄、浑身无力、懒言少气、平时工作时也没有精神，总之一个字，就是“弱”。气虚是不少女性都会存在的健康问题，不仅仅导致女性气血不畅，影响身体健康，更重要的是，气血不畅，各种激素分泌就不正常，从而就无法正常怀孕。

女性体内的正气不足，既会使气色变差，还会是备孕路上的“麻烦事”。对此，虽然不少的女性也懂得这个道理，但是她们认为体质是天生的，所以做任何努力都是无济于事。其实则不然，要知道任何一种体质，都是先天与后天共同作用的结果。因此，面对既定的体质，我们不是无能为力的。

因此，对于因为气虚体质所导致的不孕的女性，应该懂得如何调理自己的体质。根据“虚则补之”的原则，气虚体质的调理关键就在于“补气”，唯有调气血、促正气，才能从根本上改变气虚的体质，顺利地当上妈妈。

那么，气虚的人，应该如何补气呢?

在这里给大家介绍几个中药方剂，但是否真正适合您的体质，需要根据自身情况请专业医生判断。

1. 四君子汤：药材有生晒参3克、炒白术15克、茯苓20克、炙甘草10克，水煎服，主要适用于脾胃气虚、面色苍白、四肢无力的人。

2. 生脉饮：药材有生晒参3克、麦冬20克、五味子9克，水煎服，主要适用于全身倦怠、久咳肺虚的人。

3. 保元汤：药材有西洋参3克、生黄芪15克、生甘草10克，水煎服，主要适用于虚损、元气不足的人。

4. 茯苓白术散：药材有生晒参3克、茯苓20克、炒白术15克、山药20克、炒白扁豆30克、莲子6克、桔梗8克、砂仁6克和生甘草10克，水煎服，适用于脾胃气虚夹湿症的人。

第三节 阳虚质——做妈妈也许要费番心思

阳虚质的特征

1．总体特征：阳气不足，以畏寒怕冷、手足不温等虚寒表现为主要特征。

2．形体特征：肌肉不健壮。

3．常见表现：神倦怕冷、四肢凉、腰酸腿软、喜热饮食，口唇颜色偏淡，容易大便稀溏，小便颜色清，伴有气喘、咳嗽、痰多、腹泻等症；舌淡胖嫩，脉沉迟。

4．心理特征：性格多沉静、内向。

5．发病倾向：发病多为寒症，易患泄泻、阳痿、肿胀等。

6．对外界环境适应能力：不耐受寒邪，耐受夏季，不耐受冬季，易感受湿邪。

7．阳虚质的女性特征：月经周期后延，经量少，色黯淡有块，经行前后或经期浮肿，并伴有白带清稀、量多，孕后浮肿，小腹冷痛、喜按，婚后不孕。

曾经有一个病人，是北京的白领，结婚两年都没有怀孕，做了很多检查也找不到原因。后来来到我的门诊，经过详细地问诊断定不孕的罪魁祸首是宫寒。于是，我告诉她："你体内阳气缺失太严重了，必须加以调理，否则怀孕的希望就会越来越小。""真的呀？"她惊呼，这时她才意识到问题的严重性。

我正想说什么，突然注意到她的穿着，低腰牛仔裤，短款的小T恤，非常时尚前卫。我问她："你一直是这么穿的吗？"她有些疑惑："对啊，一直是这样。"

她告诉我，她上大学之前，身体还不错。自从上了大学之后，她就一直在北京，要知道北京的冬天还是比较寒冷的，但是爱美的她可不管这些，冬天下半身往往只穿一条薄薄的打底裤，有时候就是一条秋裤加一条牛仔裤；而每到春天，当人们还穿着厚厚的冬装时，她早已经换上了春装，甚至光着腿穿裙子。

从上学，到上班，她一直保持自己的穿衣节奏。当然，她并没有感觉身体的不适，只是经常会感觉到手脚冰冷、身体发凉……

结婚之后，她和老公感情很好，老公天天会抱着她入睡，温暖着她。两年过去了，两个人越来越渴望有一个小生命来填补平淡的生活。无奈事与愿违，最终，她不得不到处寻医问药。

其实，这个女孩本身并没有什么毛病，之所以不孕无非就是阳虚的体质在作怪。很多时候，我们手脚冰凉、身体冰冷，大家并不当回事儿，但却往往是这样一件小事，给你带来终生的遗憾。

中医上认为，年轻女性不孕，其罪魁祸首多为阳虚体质。一般说来，阳虚质的年轻女性多表现为宫寒。而宫寒恰恰又是造成女性功能性不孕的主要因素。要知道，女性的体质本来就特殊，“阴常有余，阳常不足”，阳虚本来就明显，再加上后天不良的生活习惯，体内阴寒之邪直折阳气，从而导致女性出现痛经、宫寒不孕等症。

即便如此，可偏偏就有很多女性不懂得去存护阳气，总是不经意地损耗阳气，如：吃冰激凌、爱穿露脐装，冬天穿裙子……

当然，还有一些女人嗜酒如命。要知道，酒可不是一个好东西，中医上将其视为湿邪，饮用过量，就会使人的脾阳受损，湿热内生，脏腑受损。

另外，还有最重要的一点，就是作息时间。现在的人大多喜欢夜生活，每天不折腾到一两点都不睡。但是，晚睡会损耗人体内的阳气。《黄帝内经》

中说太阳下山了，就应该按时睡觉，不过有几个人能做到晚上 10 点之前睡觉呢？

阳虚体质的备孕女性应该如何做呢？这里依旧推荐给你几个常用的中药方。你如果不能确定自己适不适合服用，一定要去找专业医生咨询。

十全大补汤

材料：生晒参 3 克、肉桂 3 克、川芎 8 克、生地黄 15 克、茯苓 20 克、炒白术 15 克、生甘草 10 克、生黄芪 30 克、当归 10 克、白芍 15 克。

用法：上 10 味，加水 700 毫升，煮取 300 毫升，去渣，每次 150 毫升，温服。

功效：十全大补汤是治疗气血不足，虚劳咳嗽，疮疡不敛，崩漏不止的汤剂中药。

理中汤

材料：党参 15 克、干姜 6 克、炙甘草 10 克、炒白术 15 克。

用法：上述药材切碎，加水 1600 毫升，煮取 600 毫升，去渣，每次温服 200 毫升，每日 3 剂。

功效：温中祛寒，补气健脾。

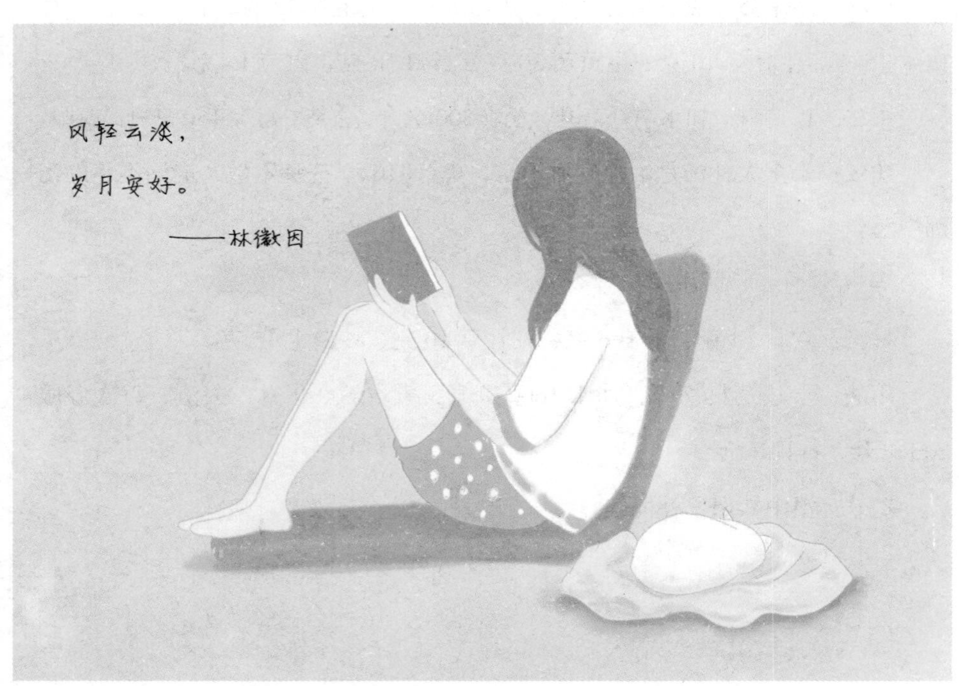
风轻云淡，
岁月安好。
——林徽因

第四节 阴虚质——备孕之前需调养

阴虚质的特征

1．总体特征：阴液亏少，以口燥咽干、手足心热等虚热表现为主要特征。

2．形体特征：体形瘦长。

3．常见表现：经常感觉身体、脸上发热，耐受不了夏天的暑热，皮肤干燥，经常感到手脚心发热，面颊潮红或偏红，五心烦热，常感到眼睛干涩，经常口干咽燥，容易失眠多梦，健忘，小便短涩，大便干结，舌红少津，脉细数。

4．心理特征：性情急躁，外向好动活泼。

5．发病倾向：易患咳嗽、糖尿病、闭经、发热、疲劳、不寐等。

6．对外界环境适应能力：平时不耐暑热干燥，耐受冬季，不耐受夏季。

7．阴虚质女性的特征：可见月经后延，月经量少，色鲜红，月经淋漓不尽，经间期出血；严重者易闭经，患不孕症；带下量少，色黄或赤白，质稠；妊娠期妇女可出现胎漏、胎动不安、妊娠眩晕。

何女士是外贸公司的老板，身材苗条，性格爽朗，非常健谈。她说："总体来说，我觉得自己的身体不错，但就是眼睛常感到干涩，手心老出汗，性情急躁爱发脾气，动不动就会情绪激动把怒火发到老公身上。"

如今她已经三十八岁了，越来越想生个孩子，但是努力了好多年，却一直怀不上。

她坐在我的对面，讲述着自己的故事。我不时地打量着她，她手里拿着一瓶水，就这短短的几句话中就喝了两次水。"感觉特别口渴吗？"我问道。她尴尬地笑了笑，说："是的，就是觉得干，嗓子干、眼睛干，只想不停地喝水。"

了解到这一点，我接着又替她把了脉，看了看舌质，说道："这么多年备孕无果，都是你的体质在捣乱。"

在人群中，其实有很大一部分人都属于阴虚的体质。如果仅仅是轻微有一点儿，还不至于影响到备孕；但是如果阴虚严重的话，别说怀孕了，连你自己的健康都成问题。

可见"女人如水"并不是凭空捏造的，从中医上，也能找到相关的验证。中医认为，女人的一生都需要养津。因为女人这一辈子，要独自经历经、带、胎、产，无论是哪一样，都要耗损体内的津液。对于女性来说，唯有充足的津液才能保证其怀孕、生产的顺利进行。否则，体内津液越是不足，就越难保证女性繁衍后代的能力。

因此，对于女性朋友来说，阴虚不可小觑。体内一旦严重缺水，不仅仅皮肤黯淡无光，关键还会影响你的怀孕能力，你越是缺水，越不容易受孕。

总之一句话，只要你是阴虚的女人，不论情况严重与否，都一定要注意调养。在这里，首先给大家介绍一些中药方剂。

肺阴虚：轻者可以服用沙参麦冬汤、麦门冬汤、百合固金汤等生津润肺；重者则要以"养肺阴、补肺气"为治疗原则，除了上述这些汤剂外，还要配上西洋参、阿胶、黄芪等补气益肺的药。

胃阴虚：在治疗中，以"清养胃阴"为原则，采用玉女煎、甘露饮、增液汤等调理。

肝阴虚：在治疗中，以"育阴潜阳"为原则，采用柴胡清肝和四物汤、洗肝明目汤、杞菊地黄丸等调理。

肾阴虚：在治疗中，可采用六味地黄丸、知柏地黄丸、麦味地黄丸、杞菊地黄丸、都气丸、左归丸等调理。

第五节 痰湿质——腰带越长，越难做妈妈

痰湿质的特征

1. 总体特征：痰湿凝滞，以形体肥胖、腹部肥满、口黏苔腻为主要特征。

2. 形体特征：体形肥胖，腹部肥满松软。

3. 常见表现：行动缓慢迟钝，常伴有胸闷、头昏脑涨、嗜睡等现象。手足心潮湿，出汗两极分化，要不就出汗过多而黏腻，要不就明显少汗无汗，面部无光泽，发白、偏暗，经常有油腻感，这种油光也叫“浊”，不是润泽的。面部易浮肿，易倦怠，嘴里常有黏黏的或甜腻的感觉，平时痰多；大便黏稠、排便不畅或便秘与便溏交替的现象；舌苔白腻，脉滑。

4. 心理特征：性格温和，处事稳重，为人恭谦，多善忍耐。

5. 发病倾向：易患糖尿病、中风、眩晕、咳喘、痛风、高血压、冠心病等。

6. 对外界环境适应能力：对梅雨季节及湿环境适应能力差。

7. 痰湿质女性的特征：常常会出现月经后期、月经量少甚至闭经现象，带下量多，色黄或黄白、质黏腻、有臭味。严重者还会患有癥瘕、不孕症。

小何从小就体形肥胖，她的妈妈很宠她，经常是她想吃什么就吃什么，结果年龄越大，体形越胖。后来到了适婚年龄，因为体形的缘故，相亲无数次都遭到对方的嫌弃，后来，终于找到了真心相爱的丈夫，可是却一直不曾怀孕。虽然两人感情很好，但是小何还是很害怕，害怕某一天丈夫会嫌弃她。

在门诊中，我经常会遇到痰湿体质的患者，她们历经了备孕的种种磨难。

其实，之所以会出现这种情况，根本原因就在于她们的痰湿体质。对此，我们不妨先看看古人是怎么说的。《石室秘录》指出："女子不能生子，有十病"，"痰气盛也"为其一，"痰气盛者，必肥妇也，毋论身肥则下体过胖，子宫缩入，难以受精，即或男子甚健，鼓勇而战，射精直入，而湿由膀胱，必有泛滥之虞"。同样，在《辨证录》中也有这样的记载："凡男子不能生育有六病，六病何谓？一精寒，二气衰，三痰多，四相火盛，五精稀少，六气郁"。由此可见，怀孕这件事儿，无论是痰湿质的女性，还是痰湿质的男性，都注定要费些心思。

古往今来，在备孕失败的这条道路上，有相当大一部分人属于痰湿体质。对此，现代研究也认为，肥胖妇女备孕困难的发生率远远高于非肥胖者。因为痰湿肥胖，就会影响卵子的发育与排出，从而致受孕困难。

不仅仅如此，痰湿女性一旦排卵出现障碍，内分泌功能就会相应地出现紊乱。而内分泌紊乱就会导致水钠潴留、脂肪堆积，从而加重体内的痰湿，机体痰湿加重反过来又会影响到排卵……如此一来，就会形成一种恶性循环。

一旦这种恶性循环继续下去，你的备孕道路就会越来越艰难。不过，对于痰湿体质的女性来说，虽然你的备孕道路注定要麻烦些，但这绝对不是最恐怖的事情，因为只要你及时对自己的体质进行调理，一切都还来得及。

下面给大家介绍几种祛除痰湿的常用方子。

1. 二陈汤：由清半夏 9 克、陈皮 10 克、茯苓 20 克、生甘草 6 克组成。此方为祛痰剂，具有燥湿化痰，理气和中之功效。

2. 六君子汤：用党参 15 克、炒白术 15 克、茯苓 20 克、生甘草 10 克、陈皮 10 克、清半夏 9 克六种草药煎熬而成。此方具有益气健脾，燥湿化痰的功效。

3. 金匮肾气丸（方中含有的中药成分）：熟地黄 15 克、山药 20 克、山萸肉 9 克、茯苓 20 克、丹皮 15 克、泽泻 15 克、桂枝 8 克、怀牛膝 15 克、车前子 20 克。此方具有温补肾阳，化气行水的功效。

第六节 湿热质——与受孕关系不大

湿热质的特征

1．总体特征：湿热内蕴，以面垢油光、口苦、苔黄腻等湿热表现为主要特征。

2．形体特征：形体偏胖或偏瘦。

3．常见表现：面部和鼻尖总是油光发亮，易生粉刺、疮疖，常感到口苦、口臭或嘴里有异味，身重倦怠，经常大便黏滞不爽，小便有发热感，尿色发黄，男性阴囊总是潮湿多汗；舌质偏红，苔黄腻，脉濡数。

4．心理特征：性格多急躁易怒。

5．发病倾向：易患疮疖、黄疸、火热等病症。

6．对外界环境适应能力：对湿环境或气温偏高，尤其夏末秋初，湿热交蒸气候较难适应。

7．湿热质女性的特征：行经时间延长，经间期出血，量不多，或色黯如败酱，质黏腻；带下量多，色黄，质稠，臭秽，外阴瘙痒；下腹热痛，得凉缓解。

有的湿热体质的女性饱经备孕的辛苦，却始终无法如愿以偿。但是也有一些湿热体质的女性，成功受孕。所以，一部分女性对此嗤之以鼻，说湿热简直就是瞎扯，怀不怀孕跟湿热体质没有关系。

其实，我想说的是，没有任何一种体质绝对影响怀孕。湿热体质自然也逃不出这个定律。况且就湿热体质本身而言，的确对怀孕影响不太大。

但是，我们身边之所以也会出现一部分因为湿热体质，在备孕的道路上遇到小麻烦的女性，其根本原因就在于没有控制湿热体质，而是不断地任其发展下去。

我们知道，除了平和体质外，任何一种体质都不是健康的体质，如果说仅仅是一定程度上的，那基本不会影响怀孕；但是如果你任其继续发展下去，就会带来一系列的症状。就湿热体质来说，一般情况下体质湿热的女性，带下颜色会偏黄一点儿，量偏多；如果体内湿热严重的话，症状就会加重，还有可能引起月经失调、宫颈炎、阴道炎、盆腔炎、白带多、不孕等妇科疾病。由此可见，湿热乃是很多病根儿的源头。那么，在治疗的时候，我们就要以“清热利湿”为主要原则。

湿热的治疗，一般要分湿重还是热重。湿重的治疗以化湿为主，可选用平胃散；热重则以清热为主，可选用连朴饮、茵陈蒿汤。

1. 平胃散

组成：炒苍术 15 克、厚朴 6 克、陈皮 10 克、炙甘草 10 克。

功效：燥湿健脾，消胀散满。

2. 连朴饮

组成：厚朴 6 克、黄连 3 克、石菖蒲 30 克、清半夏 9 克、炒豆豉 20 克、炒栀子 15 克、芦根 20 克。

功效：清热化湿，理气和中。

3. 茵陈蒿汤

组成：茵陈 30 克、炒栀子 15 克、黄芩 10 克。

功效：为祛湿剂，具有清热、利湿、退黄之功效。

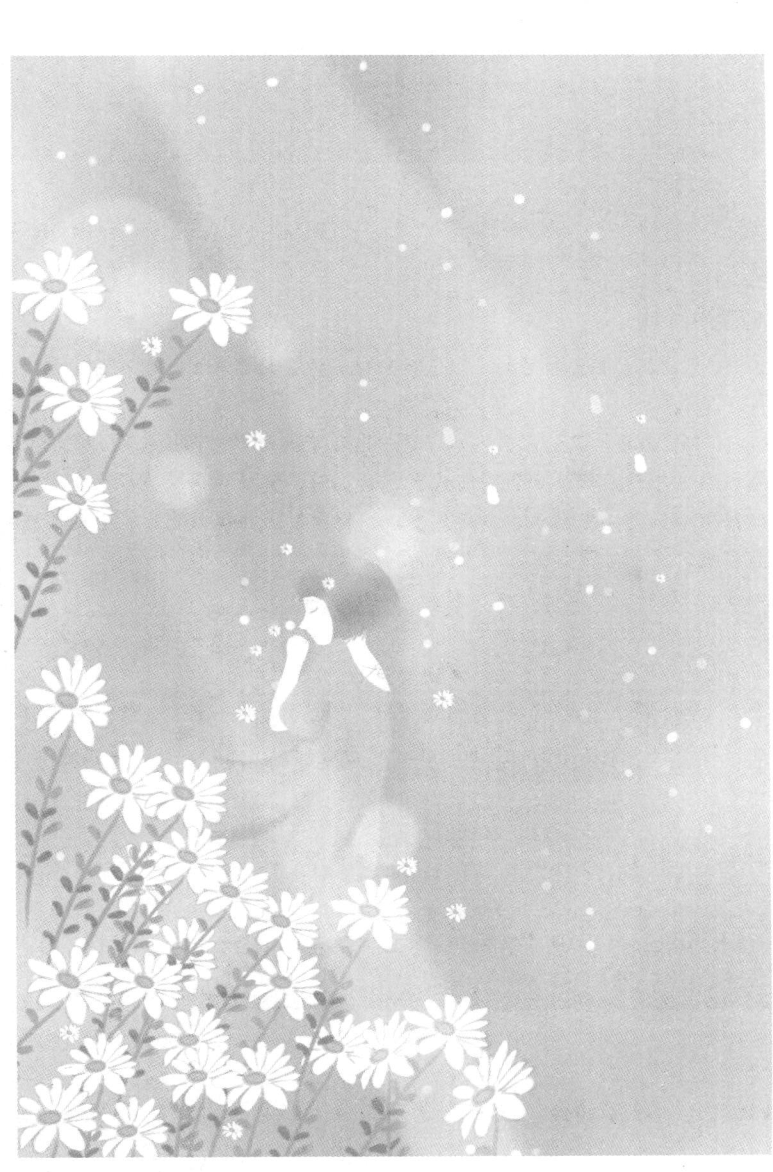

第七节 血瘀质——备孕道路没那么顺

血瘀质的特征

1. 总体特点：血行不畅，以肤色晦暗、色质紫黯等血瘀表现为主要特征。

2. 形体特征：胖瘦均见，瘦人居多。

3. 常见表现：皮肤常在不知不觉中出现紫瘀斑（皮下出血），皮肤常干燥、粗糙，常常出现疼痛，面色晦暗或有色素沉着、黄褐色斑块，眼眶经常黯黑，眼睛经常有红丝（充血），口唇周黯淡，刷牙时牙龈容易出血；舌质有点状、片状瘀斑，舌下静脉曲张，脉象细涩或结代。

4. 心理特征：容易烦躁，健忘，性情急躁。

5. 发病倾向：易患感冒、出血、中风、冠心病、癥瘕等。

6. 对外界环境适应能力：不耐受风邪、寒邪。

7. 血瘀质女性的特点：易出现闭经、痛经、崩漏、月经过多、经期延长、经血紫黯有块，胎动不安、异位妊娠、产后腹痛、恶露不尽、产后发热、不孕、癥瘕等。

我曾经接触过一位患者，她已婚三年，在不曾避孕的情况下三年都没有怀上宝宝。她去医院检查过无数次，一切都显示正常，无奈之下只好来到我这里调理。

据她所说，除了痛经，没有感觉到其他不正常。自从她来例假开始，痛经便开始了。这些年来，她一直忍受着痛经的折磨，她的母亲说，生完孩子痛经就会改善，于是她拼命地想怀孕，可老天就是偏偏喜欢和她作对。

这位女士，之所以怀孕不顺利，就是因为痛经。大家可别小看她的痛经，这是她的血瘀体质在作祟。

我们人体布满了经脉，气血通过经脉这个通道向身体的各个部位输送着无形之气和有形之血，以供生命活动。一旦由于某些原因出现经脉不通，那么“痛则不通”的现象就出现了，就会像这位女士一样出现痛经。

经络不通造成瘀血，瘀血反过来又会加重经络不通，这实际上就成为许多疾病产生和逐渐发展的关键。一般说来，血瘀体质的人，更容易患上高血压、中风、冠心病、消瘦、痤疮、痛风、糖尿病、肿瘤、抑郁症、偏头痛、黄褐斑、月经不调等病。

而在众多的疾病中，女性常常表现为月经病。我们知道，对于女性来说，月经正常，身体健康，才能顺顺利利当上妈妈。

给大家介绍两个常用的祛除血瘀的方子（备孕及妊娠期禁服）。

1. 桃红四物汤

材料：当归 12 克、熟地 15 克、川芎 8 克、白芍 15 克、桃仁 6 克、红花 6 克。

功效：此方以祛瘀为核心，辅以养血、行气。

2. 血府逐瘀汤

材料：桃仁 6 克、红花 6 克、当归 12 克、生地黄 15 克、川牛膝 15 克、川芎 8 克、桔梗 8 克、赤芍 15 克、枳壳 8 克、生甘草 10 克、柴胡 10 克。

功效：此方为理血剂，具有活血化瘀，行气止痛之功效。

第八节 气郁质——幸福总在磨难后

气郁质的特征

1. 总体特点：气机郁滞，以精神抑郁、忧虑脆弱等气郁表现为主要特征。

2. 形体特征：形体瘦者为多。

3. 常见表现：常感到闷闷不乐、情绪低沉、爱生闷气，心烦、易紧张、焦虑不安，多愁善感或容易受到惊吓，常感到乳房及两胁部胀痛，常有胸闷的感觉，经常无缘无故地叹气，容易心慌、心跳快，喉部经常有堵塞感或异物感，容易失眠；舌红，苔薄白，脉弦。

4. 心理特征：性格内向不稳定，忧郁脆弱，敏感多疑。

5. 发病倾向：易患失眠、抑郁症、神经官能症等。

6. 对外界环境适应能力：对精神刺激适应能力较差；不喜欢秋冬天和阴雨天。

7. 气郁质女性的特点：易发生月经先后无定期、月经过多、痛经、经行头痛、经行衄血、经行乳房胀痛、经行情志异常、崩漏、闭经、妊娠腹痛、产后恶露不绝、缺乳、不孕症、盆腔炎。

36岁的邹女士是典型的气郁体质，她常常愁眉不展、多愁善感，平时总会莫名其妙地感觉到烦闷。

年轻的时候，邹女士就已经知道了自己的体质，但是一直没当回事儿，任其发展下去。后来与爱人相识、相爱、结婚，婚后两年，在完全没有避孕的情况下，一直没有怀上。

我看见她的时候，她不是单纯的气郁质了，而是已经走上了“气滞血瘀”的道路。

通过前面的讲述，我们都知道血瘀体质是个不太好的体质，尤其是对于女性来说，血瘀体质常常会造成月经疾病、子宫肌瘤等，这种体质会影响到女性的受孕。

说到这里，大家可能有所疑问：“气郁体质和血瘀体质有什么关系呢？”其实“气滞血瘀”一词已经告诉了我们答案，气滞是血瘀的前身。也就是说，气郁体质再发展一步，就是血淤体质了。

可见，气郁体质是会逐渐改变的。要知道，每个人的体质并不是单一的，只是有所侧重。很多人，最开始只是轻微偏向于气郁体质并不影响怀孕，但是却因为不懂得调养，任其发展下去，结果气滞血瘀现象越发严重，逐渐走上了不孕的道路。

有几个常用的治疗气郁的方子，推荐给大家。

1. 逍遥散

材料：柴胡10克、当归12克、白芍15克、薄荷6克、茯苓20克、生姜5片、大枣5个（掰开）。

功效：此方具有调和肝脾，疏肝解郁，养血健脾之功效。

2. 柴胡疏肝散

材料：陈皮10克、柴胡10克、川芎8克、香附10克、枳壳8克、白芍15克、生甘草10克。

功效：此方具有疏肝理气，活血止痛之功效。

3. 木香顺气丸

材料：木香6克、砂仁6克、醋香附10克、生甘草10克、陈皮10克、厚朴6克、枳壳8克、炒苍术15克、青皮10克、生姜5克。

功效：此方行气化湿，健脾和胃。

第九节 特禀质——与受孕无关，与健康有染

特禀质的特征

1．总体特征：先天失常，以生理缺陷、过敏反应为主要特征。

2．形体特征：无特殊，或有畸形，或有先天生理缺陷。

3．常见表现：过敏体质，即使不是感冒也经常鼻塞、打喷嚏、流鼻涕，容易患哮喘，容易对药物、食物、气味、花粉、季节过敏，皮肤容易起荨麻疹，皮肤常因过敏出现紫红色瘀点、瘀斑，皮肤常一抓就红，并出现抓痕。

4．心理特征：随不同特禀情况不定。

5．发病倾向：凡遗传性疾病者，多表现为亲代有相同疾病，或出生时即有缺陷；若为过敏体质，易出现药物过敏、花粉症、哮喘等过敏性疾病。

6．对外界环境适应能力：适应能力差，如过敏体质者对季节适应能力差，易引发宿疾。

7．特禀质女性的特点：患胎传性疾病者具有母体影响胎儿个体生长发育及相关疾病特征，如胎寒、胎热、胎惊、胎肥、胎痫、胎弱等。

一位年轻的特禀质女士，她患有慢性荨麻疹，但是一直没当回事。结婚生子后，她就发现孩子从小时候就与她如出一辙，也是荨麻疹的受害者。

看到孩子遗传了自己的疾病，这位女士很是着急，来到医院，说：“医生，我女儿遗传了我的荨麻疹，听说中医可以调理，你帮帮我吧，我可不想让她接着受这份罪了。”

原则上，特禀质和怀孕没有什么基本的关系，我们在临床上，也几乎没有遇到因为过敏而影响受孕的患者。但是，与怀孕无关，并不意味就可以放松警惕。

这是为什么呢?

这主要是因为在特禀质的人群中，有一大部分人的体质都是由遗传造成的。就像上文中那个很小的孩子一样，遗传了母亲的特禀体质。而这类由先天性和遗传因素造成的特禀体质，是很难治愈的。母亲在妊娠期间，胎儿在母亲的子宫内，都会遗传父母双方的一些特征，同时受到其他一些因素的影响。若是母亲本身就是这种特殊的过敏体质，就会影响到腹中的胎儿，将自己的体质传至胎儿。

据调查统计，特禀体质的人群约占5%，且大部分为遗传所致。因此，对广大女性朋友来说，特禀体质，虽然不影响你的受孕之路，但是仍然是一个不可忽视的事情。因此，如果特禀体质的你在此刻已经怀孕了，或者准备怀孕，一定要多加注意。

第三章

积极治疗妇科病，使怀孕更顺利

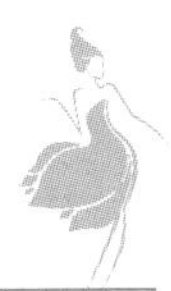

“路漫漫其修远兮，吾将上下而求索”，在备孕的这条道路上，很多女性朋友都饱尝了辛酸和苦涩。一个偶然的机会，一次细致的检查……让你突然发现，原来这么多年没有结果的折腾，完全是因为这个“敌人”在作怪。面对这个强有力的“敌人”，我们该何去何从呢?

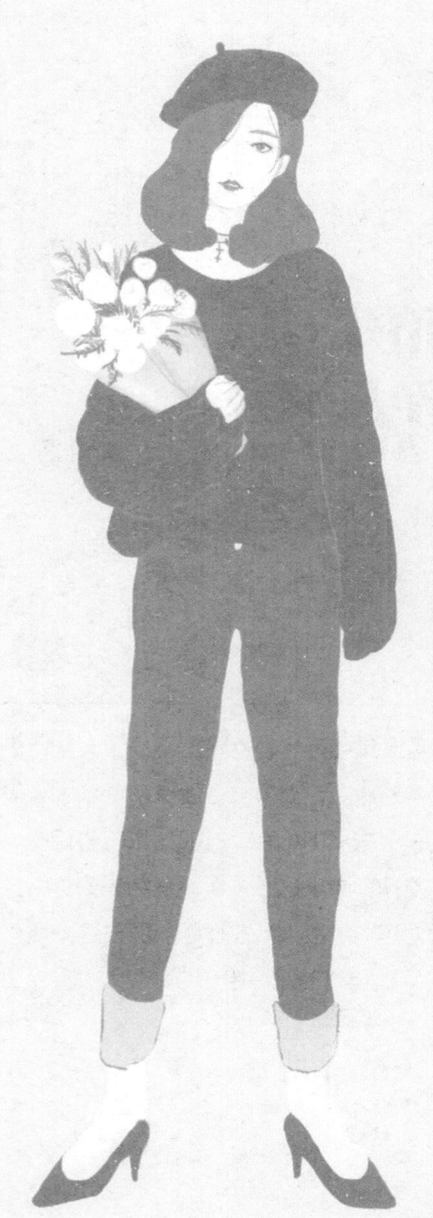

是你，是花，

是梦，

打这儿过，

此刻像风在

摇动着我。

——林徽因

第一节 改善子宫疾病，为小生命准备一个家

带着子宫肌瘤也能怀孕

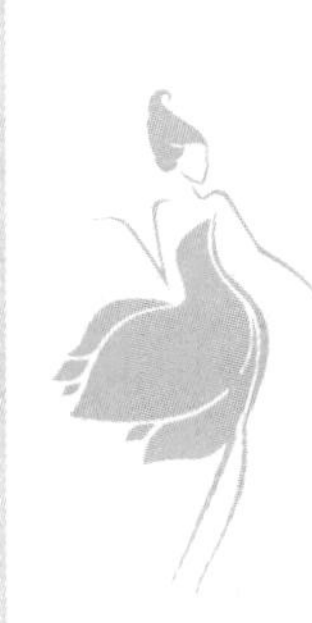

主要症状

多无明显症状，仅在体检时偶然发现。少数表现为月经量多，子宫增大，白带增多，腹部触及实性、可活动、无压痛肿物，压迫症状明显（如尿频、尿急、便秘、下腹坠胀、腰酸背痛等），仅极少数可引起不孕或流产。如发生蒂扭转或其他情况时可引起疼痛、发热、呕吐。

中医疗法

1．口服中药方。
2．针灸、艾灸。
3．推拿按摩。
4．中药贴敷法。

夏梦问诊记

一天晚上我下班回到家，刚刚坐下准备休息时，手机响了，电话那边就传来了一个年轻女人的声音：“夏医生，我是从一个朋友那里拿到你的电话的，这么晚了还打扰你实在是不好意思。我今年33岁了，结婚五年，最近准备怀孕，可去医院检查，说是长了一个子宫肌瘤，我是不是再也没有机会做妈妈了……”

还没有说完，电话里就传来了抽噎声。

第二天，她拿着检查单子和片子来到我的门诊，我一边看一边问：“你自己在平时生活中有感觉到什么不对劲吗？”

“平时就是月经没规律，因为我一直都是这样的，也没放在心上，但是身体明显感觉疲惫。”她接着问我：“医生，我是不是没有机会怀孕了？”看着她快哭出来的样子，我笑着安慰道：“不会的，你看你的子宫肌瘤根本没有你想象的那么严重，肌瘤的直径才 2.5 厘米，而且它的部位、数目，都不会影响你做妈妈的，只要你及时加以治疗，等到身体恢复后，做妈妈就不是问题了！”

夏梦来帮你

当备孕遇到上了子宫肌瘤，很多女性都会感到“绝望”。之所以会出现这种恐惧，那是因为你还不够了解它。今天，在为广大饱受子宫肌瘤折磨的女性解决问题之前，我们不妨先还原一下子宫肌瘤的真实面貌。

子宫肌瘤，又称为纤维肌瘤、子宫纤维瘤，是女性生殖器官中最常见的一种良性肿瘤。它是一种激素依赖性肿瘤，而雌激素是促使肌瘤生长的主要因素。而在中医中，子宫肌瘤被称为“石瘕”，主要是由肝、脾、肾三脏功能失调，气滞血瘀、阴寒凝滞、热耗伤津所致。

通常情况下，子宫肌瘤常见于 30 ~ 50 岁的妇女。平时，没有任何不适的症状，仅仅在体检或者孕前检查中会被偶然发现。

如今，一个 30 岁左右的女人，正值生育高峰期。一旦备孕遇上了子宫肌瘤，是不是怀孕就彻底无望了呢？

我可以肯定地告诉大家“No”。虽然一系列的数据表明，子宫肌瘤会影响受孕，但影响的概率也只有 30% 左右，也就是说还有三分之二的希望。在医学上衡量子宫肌瘤是否会影响受孕，还要看它的位置、大小和数目。因此，如果你的子宫肌瘤的直径是在 2cm 以下，同时是浆膜下肌瘤，是完全不会影响受孕的。

当然，即便是你的子宫肌瘤会影响怀孕，也不必悲伤、绝望。就目前来说，医学上可以采用的方法很多，例如：介入治疗法治疗子宫腺肌症。细针穿刺腺肌症部位或子宫肌瘤，在病变的部位打上药，子宫肌瘤会停止生长，子宫腺肌症症状就会得到好转，患者痛经的现象就会减少，子宫内膜就会逐渐恢复正常，患者怀孕的概率就会大大增加。

若是此法不行，我们还可以做切除手术。但是需要注意的是，患者在手术之后受孕是要选择合适的时间的。因为通常情况下，子宫肌瘤手术后，有三分之一的患者会在 5 年后复发，而在手术后的 1 年之内，又不宜怀孕。所以，采用切除手术法的你要做的是，先避孕 6 ~ 12 个月，然后再怀孕。最好在 3 年内受孕、生产。

除了西医的治疗方法，当然还可以选择中医疗法。对于子宫肌瘤，中医上主要采取活血化瘀、理气止痛、化痞消瘕之法。同时立足于整体，通过调理脏腑，促进整体机能改善，从而提高疗效，达到扶正固本之目的。现在很多中成药，如桂枝茯苓胶囊、宫瘤清胶囊，都可用于治疗血淤症明显的子宫肌瘤。

中医治疗子宫肌瘤常见的方法主要有以下几种。

1. 口服中药方剂

患者可以通过中药方剂进行调理，但注意一定要去医院找专业医生辨证论治后开具药方。如果诊断出子宫肌瘤时已经怀孕，更要注意用药，不可随意口服未经医生认可的“小偏方”。

如果确定没有怀孕，这里倒是有个比较简单的小方子——山楂益母饮，

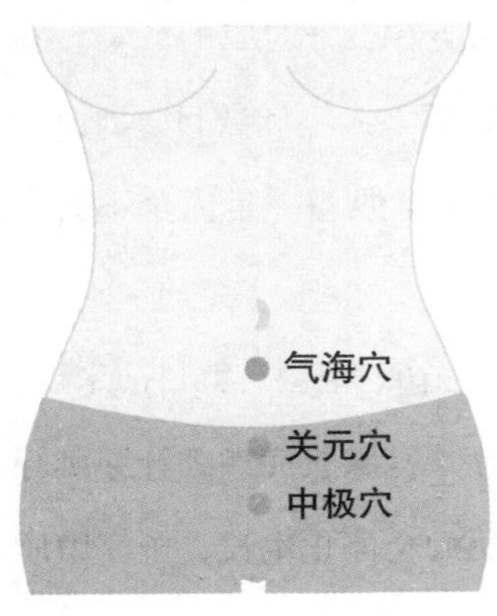

主要是取山楂30克、益母草20克、郁金10克、红糖适量。先将山楂、益母草、郁金洗净，入锅加适量清水煎30分钟，取汁去渣，调入红糖，分次频温饮。此药膳有行气消积、活血化瘀之功效。

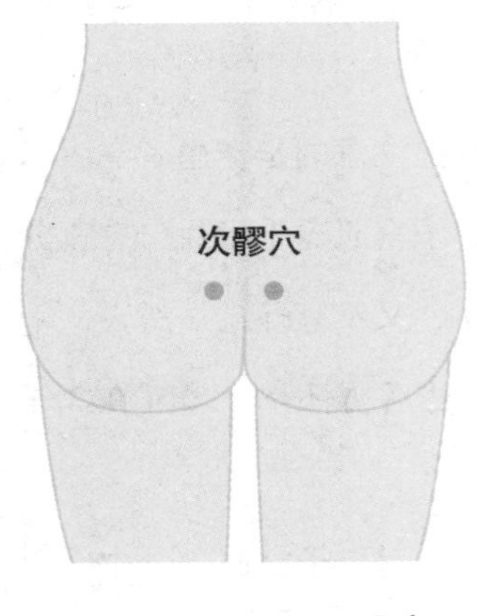

2. 针灸、艾灸

首选三阴交和次寥穴。三阴交位于脚内踝尖上7厘米左右小腿胫骨后缘的地方，用手按时较其他部位敏感。次髎穴在臀部尾椎附近，妇科问题都可以经常按摩这个穴位，使痛点逐渐减轻，相应的病症也会缓解。

其次，可以用艾条温炙一下腹部的关元穴、气海穴和中极穴，以达到固护中气的作用。关元穴，位于前正中线，脐下3寸；气海穴，位于前正中线，脐下1.5寸；中极穴，位于前正中线，脐下4寸。

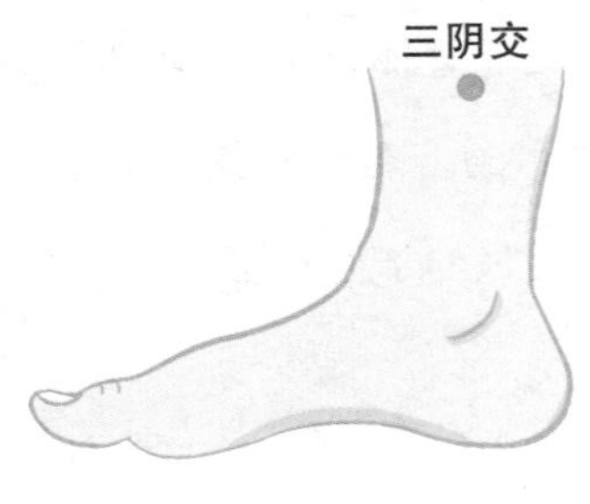

3. 推拿按摩

建议每晚推腹，至排出体内浊气。肿瘤的产生就跟体内的湿寒瘀阻有很大关系。

4. 中药贴敷法

半夏10克，葱白6克。共捣为泥，敷于脐中覆以伤湿膏，每日1换，5天为1疗程。

这里特别说明：由于治疗子宫肌瘤的基本大法是活血化瘀、理气止痛、化痞消瘕，所以以上提到的疗法都是不适合孕妇的，建议您先确定是否怀孕，再进行子宫肌瘤的治疗。

除此之外，患者还要注意饮食。进食一定要定时定量，坚持低脂饮食，多吃瘦肉、鸡蛋、绿色蔬菜、水果等，还要多吃五谷杂粮。

同时，还要注意禁食桂圆、红枣、阿胶、蜂王浆等热性、凝血性和含激素成分的食品；忌食辣椒、麻椒、生葱、生蒜、白酒等刺激性食物及饮料；不食羊肉、虾、蟹、鳗鱼、咸鱼、黑鱼等发物。

总之，子宫肌瘤不是受孕路上的大敌。在备孕的时候，突然发现自己子宫里多了个不速之客，也无须惊慌。不需要治疗的，就无须有心理负担。需要治疗的，也不必担惊害怕，只要你能保持一份乐观的心态，所有的问题就都不再是问题。

积极用药，降低宫腔积液对怀孕的影响

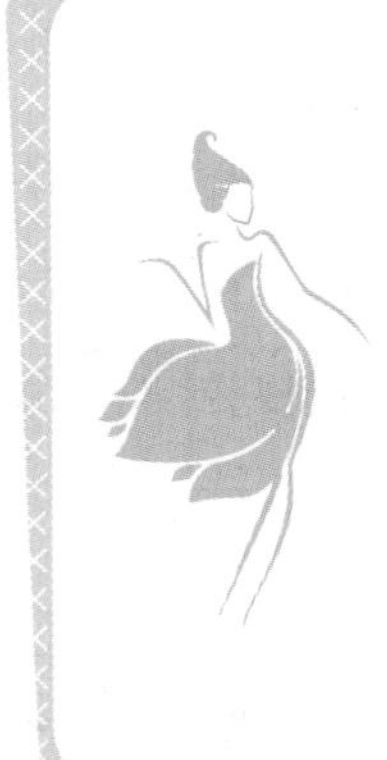

主要症状

1．下腹坠痛，并伴有全身症状，发热、白细胞计数升高。
2．因慢性子宫内膜炎而逐渐形成的宫腔积脓，可以无明显症状。
3．检查时，可发现子宫增大、柔软、有触痛。宫旁结缔组织可有明显增厚，可有附件的炎性包块。

中医疗法

1．口服中药方。
2．灌肠法。

夏梦问诊记

第一次见到敏敏的时候，她都快哭了："医生，你帮我看看吧，我怎么就一直怀不上呢？"看着她着急的样子，我一边给她把脉，一边问道："你平时都有什么症状？"她一边思索一边说："也没感觉出什么不正常的，就是偶尔会感觉小肚子有点往下坠，我以为是正常的现象，也没当回事儿。"

我帮她把了脉，又看了看她的舌苔，接着问道："以前有过流产吗？"她显得很尴尬，支支吾吾说道："有过一次，五六年前的事儿了，是和前男友的，后来一直没敢告诉我老公。"为了进一步确诊，我建议她去做B超。

第二天，她拿着检查结果来到了我的门诊，一进门就说："医生，你看上面写的宫腔积液，什么是宫腔积液呢，会不会影响……”看着她着急的样子，我安慰道：“别着急，先把单子给我看看。”

夏梦来帮你

宫腔积液是什么？可怕吗？其实很多时候，我们对任何疾病的恐惧，都是源于我们对它的不了解。宫腔积液亦是如此，下面我们就一起来看看宫腔积液的真面目。

通常情况下，一般的女性多多少少都会有一点积液，这都属于生理性的。当然，过多的宫腔积液则属于病理性的，但这只是一种常见的妇科疾病，不用惊慌。一般来说，宫腔积液多是由子宫内膜炎、宫颈管粘连、宫颈管堵塞、子宫出血、生殖器畸形等引起的。

对于女性而言，宫腔积液这件事说大不大，说小也不小。因为宫腔积液的病发多是由炎症的感染所致，随着病情的逐渐加重，宫腔内的积液越来越多，就会逐渐影响宫腔内原本健康的代谢环境，从而产生危害宫腔的物质，引发更多的女性疾病；更为严重的是由于宫腔积液的存在，男性精子在子宫内的行动就会受到限制，精子一旦在宫腔内耗费了大量的能量，自然就没有足够的能量继续向前与卵子会合了。甚至有些恶化的积液会直接杀死精子，这些都会在一定程度上阻碍女性的正常受孕。

但即便如此，你也不要被宫腔积液吓倒。对于生理性积液而言，这仅仅是一种自然现象，一般排卵后，或者孕早期都会出现这样的现象，无须就医、用药，它们会慢慢地自行消失；对于病理性的宫腔积液来说，完全可以通过药物进行治疗。

由于病理性宫腔积液多是由炎症所引起的，因此，临床上一般都会通过用药等方式，消除炎症。

常见的方式主要有口服中药方和灌肠法。

1. 口服中药方

这里给大家一个小方子，鱼腥草 30 克、丹参 15 克、桂枝 8 克，水煎服，每次喝 200 毫升，早晚两次分服。

2. 灌肠法

以上用于口服的方子也可以多煎出 100 毫升用于灌肠。灌肠方法为，加热中药汁使其基本与舌温一致，再用注射器将药汁抽入，针头位置连接导尿管，导尿管另一端可涂抹凡士林等润滑剂，患者晚上睡觉前排掉大小便，将导尿管带有润滑剂的一端插入肛门 2 ～ 3 厘米，将药汁轻轻推入。注意：同房或经期不做灌肠。

除此之外，患宫腔积液的人，一定要管住嘴，对于虾、蟹、羊肉、狗肉、鳗鱼、咸鱼、黑鱼等发物，一定要忌口。最好吃些清淡的，比如瘦肉、鲫鱼、水果、蔬菜以及五谷杂粮。

总之，宫腔积液并不可怕，只要你遵循医生的建议积极用药，再结合其他的方法进行调理，就一定能将积液消除，给自己一个怀孕的机会。

重要的事情说三遍，宫颈糜烂不是病，不是病，不是病！

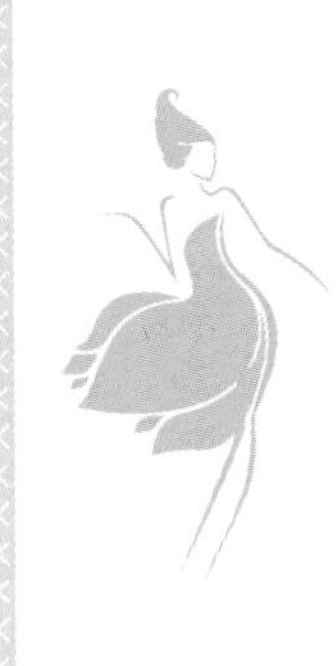

主要症状

轻度宫颈糜烂症状不太明显，仅会出现白带增多、颜色发黄、黏稠、有异味等现象。随着病情的发展，还会出现外阴瘙痒、性生活接触性出血、阴道不规则流血，甚至伴有尿频、尿急等现象。

中医疗法

1. 坐浴法。
2. 自制小药包上药法。

夏梦问诊记

早上上班，刚刚坐下就接到一个电话：夏医生，我是小欣，我怀孕了，真是太谢谢你了……

电话那头的声音，我很熟悉，就是两个月前来我这里看病的小欣。她是一家大型外贸公司的资深HR，不仅薪水不低，还有一个让人羡慕的家庭，家境富裕，丈夫对她宠爱有加……

两个月前，小欣第一次来到我的门诊，她告诉我：

“前段时间，我和丈夫两个人去云南丽江游玩了两周，一来放松心情，缓解工作压力，二来希望顺利怀上一个宝宝。

“可是，不但没有怀上，身体还出了一些莫名其妙的变化：白带增多、下腹坠胀。刚开始，我以为是自己玩得太累，就没有放在心上。可是后来，身体的不适却没有丝毫减轻，一段时间后，我发现每次性生活后就会出现少量的阴道流血，而且经量增多，伴有腰酸背痛，到医院去检查，才发现自己患上了中度宫颈糜烂。

“夏医生，我听说宫颈糜烂是会影响怀孕的，我真的好担心啊！”

看着愁眉紧锁的小欣，我赶紧说道：“没有你想象得那么严重，在受孕这件事上，宫颈糜烂不是病……”

夏梦来帮你

如今，女性对于“宫颈糜烂”这个词一点儿也不陌生。我几乎每天都会遇到这样的病例：有的人一看到宫颈糜烂，就吓得变了脸色，认为自己受孕无望。其实大可不必如此，因为在怀孕的这条道路上，宫颈糜烂并不是你的拦路虎。

我记得曾经有这样一份调查：在已婚妇女中，有六到八成的女性都患有不同程度的宫颈糜烂。当然，对于少女时期的女性来说，患宫颈糜烂的概率是很低的，主要都是发生在有过性生活的女性身上。

由此可见，对于已婚女性来说，宫颈糜烂是一种最为常见的病理改变。如果没什么症状大可不必管它，但是如果有令人难受或难堪的症状，例如白带多、白带带血、性交后出血，合并感染引起白带异味或者引起不孕等，是需要治疗的。提醒大家，治疗宫颈糜烂前需要做宫颈防癌筛查。

在这里，我给大家介绍两个中医疗法，患者可以自己在家进行调理。

1. 患者可以通过坐浴的方式进行治疗。如取无花果叶 1 把（鲜品加倍），以 1 盆水煎至半盆。趁热坐浴，每日 1 次。患者经常用此方法，可达到清热解毒的目的，从而有效地改善宫颈糜烂的症状。

2. 自制小药包：将黄柏粉、三七粉、鱼腥草粉、马齿苋粉以1：1：1：1的比例调和，放在无菌纱布中，缝制一个如大拇指体积大小的小纱布包，在末端系一条无菌棉线，坐浴后指端套无菌指套，将小纱布包轻轻推入阴道中，推到宫颈口即可。棉线留在阴道口外，取药时轻轻拉棉线一端即可。

总之，对于正在备孕的女性来说，当遭遇宫颈糜烂时，千万不要把事情想象得过于严重，只要积极配合医生的治疗，怀孕就指日可待！

每年一次 TCT 检查，查查宫颈癌有无找上门

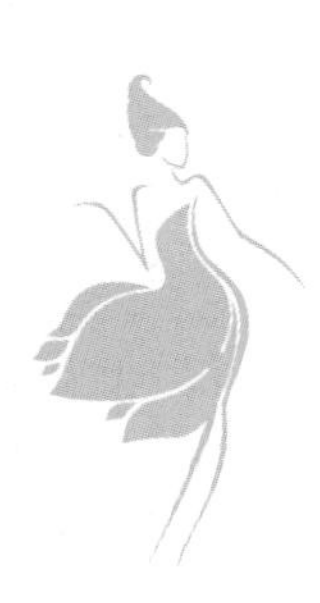

主要症状

早期宫颈癌常无明显的症状和体征，随着病情的发展，可出现以下表现。

阴道流血：早期多为接触性出血；中晚期为不规则阴道流血。年轻患者也可表现为经期延长、经量增多；老年患者常为绝经后不规则阴道流血。

阴道排液：白带为白色或血性，可稀薄如水样或米泔状，或有腥臭。晚期可有大量米汤样或脓性恶臭白带。

晚期症状：可出现尿急、尿频、便秘、下肢肿痛等现象。

中医疗法

1．口服中药方。

2．中药外洗法。

夏梦问诊记

一天中午，一位女性拿着公司的体检报告，匆匆找到我，她一进门就说："夏医生，您快看看我这种情况，还能怀孕生孩子吗？"说着，她将手里的体检报告单递给我。

我接过一看，"子宫颈原位癌"几个大字映入我的眼帘。我还没来得及说话，这位病人就一边流眼泪一边说："我还没有生孩子呢，如果真的没活路了，无论如何也要给我老公留下一个孩子。"

“你想哪里去了？哪有那么严重？”我安慰道，“不是你想象的那样，一个‘癌’字并没有判处你死刑。我们能通过手术的方式，将癌细胞杀死。”

“真的能治好吗？”她对我的话有点怀疑。我重重地点了点头。

过了好久，她突然补充道：“可是，可是我还没有生育呢？手术后会不会影响？”

什么是 TCT？

TCT 宫颈癌筛查指的是通过液基薄层细胞试剂盒采集宫颈口的脱落细胞，使用全自动薄层细胞制片机制片，并根据细胞核形态进行细胞学分类诊断筛查对象是否具有癌变症状。TCT 检查已经成为宫颈癌筛查的主要方法之一。

“放心吧，我们可以通过最先进的手术方式治疗，不会影响你怀孕的。”

患者这才松了口气。

夏梦来帮你

2002 年 10 月 20 日，年仅 41 岁的著名演员李媛媛，因宫颈癌在北京病逝。

2003 年 12 月 30 日，香港著名艺人梅艳芳因宫颈癌引发肺功能失调，在香港养和医院病逝，终年 40 岁。

2009 年 3 月 22 日，英国著名“真人秀”女明星杰德·古迪患宫颈癌在家中安静离世，享年 27 岁。

2010 年的 1 月 1 日，萧亚轩的妈妈在这一天因宫颈癌与世长辞。

…… ……

不难发现，夺走她们生命的都是同一个病魔：宫颈癌。

宫颈癌是我们最常见的妇科恶性肿瘤，提到癌症，首先在人们脑海中出现的词就是死亡。宫颈癌亦是如此，宫颈癌不但会引发不孕，还会危及你的生命。

如今，“癌症”“肿瘤”已经成为人类健康的重要杀手。不仅如此，肿瘤还出现了明显的年轻化趋势。就拿我们女性来说，乳腺癌以前仅发生在50岁的妇女身上，如今35岁左右的少妇却成为高发人群。宫颈癌更是如此，据统计，半数以上的女性有不同程度的阴道炎和宫颈炎，若不及时诊断治疗，极有可能发展为宫颈癌。要知道，由宫颈炎发展为宫颈癌的概率是正常人患宫颈癌概率的7倍。

虽然这个数字令人恐慌，但是我们必须要明确的是，有1/3的癌症可以预防，1/3的癌症可以早期发现并治愈，1/3的癌症可以减轻痛苦，延长生命。像子宫颈癌，它从早期的炎症到恶性病变一般需要6～8年的时间，在这段时间内，完全可以通过体检的方式，做到早发现、早治疗。可见，对女性来说，妇检是一道必不可少的“护身符”。

通过体检，一旦确认了“宫颈癌”这个事实，对于早期的患者，我们一般主要是采用手术的方式，根据患者的实际情况进行切除；对于中、晚期的患者，则可以通过化疗、放疗的方式进行治疗。

除此之外，患者还可以采用中医的方式进行治疗。中医上认为宫颈癌主要是由于湿热蕴毒、流注下焦，或由七情所伤、肝郁气滞、冲任损伤所致。在治疗的时候，患者可根据病因进行区别治疗。

1. 气滞血瘀型的宫颈癌

可以选择少腹逐瘀汤加减：当归12克，赤芍15克，肉桂6克，五灵脂3克，蒲黄9克，没药6克，延胡索9克，川芎8克，小茴香9克，干姜6克。气滞明显加陈皮10克，香附10克。带下明显加茯苓20克，炒白术15克；病情较重可加白花蛇舌草30克，黄精20克，解毒祛瘀。

2. 湿热蕴毒者

可选择止带方加味：茯苓、猪苓各20克，土茯苓10克，车前子20克，泽泻15克，赤芍15克，丹皮15克，茵陈15克，黄柏15克，炒栀子15克，怀牛膝15克，白花蛇百草30克。带下量多，加蒲公英30克、地丁20克。

3. 心脾两虚者

可选择归脾汤加减：党参、当归、炒白术各15克，黄芪、茯神各30克，远志15克，酸枣仁20克，桂圆肉、木香各6克，炙甘草10克，大枣10枚，生姜3片。偏血虚加熟地15克；偏气虚去党参加生晒参3克。

以上各方剂，均可多煎出300毫升，用于外洗阴道。

除了方剂之外，患者还可以通过简单的食疗，进行调理，如五花利湿茶。

材料：金银花、菊花、鸡蛋花、槐米花、葛花、木棉花各15克，土茯苓30克，甘草6克。

做法：先将全部药材放入锅中，加6碗水，浸10分钟，再大火煮沸，改文火继续煮40分钟，去渣，加冰糖即可饮用。

功效：利水消肿，清热解毒。

宫腔粘连，不是绝望的理由

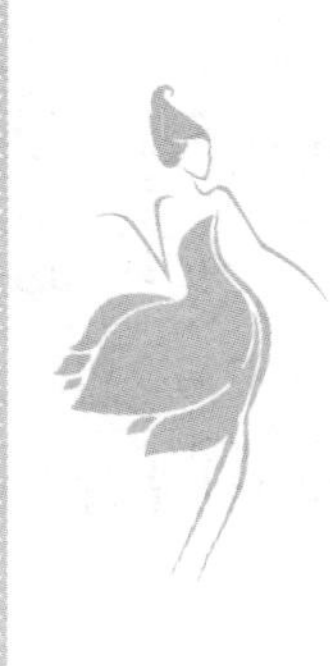

主要症状

粘连部位不同，症状也不同。但是主要症状为反复人工流产或者刮宫术后，出现闭经伴周期性腹痛，月经过少，继发不孕等，并伴有下腹压痛等症状，严重时出现反跳痛，甚至拒按。建议手术分离宫腔加中药灌肠，治疗效果佳。

中医疗法

1. 口服中药方。
2. 中药灌肠法。
3. 针灸。
4. 超导光。

夏梦问诊记

陈女士是一位妈妈，现年35岁的她，儿子已经8岁。如今随着二胎政策的开放，他们夫妻二人很想再生一个，无奈身体有点异常，于是找到了我。

我帮她把了脉，然后问道："你平时有什么不舒服的症状吗？""有！从孩子2岁开始，我就出现了经量减少、痛经等现象，如今我儿子已经8岁了，在这6年中，我还一度出现过闭经。"陈女士说。

"哦，那后来去看医生了吗？"我问道。她回答："看了，经过治疗，我的月经状况有所好转，但是经量还是特别少，并且痛经没有得到任何缓解。"

“你生完孩子采用什么方式避孕的？”“刚开始没有避孕，生完孩子的前两年，怀孕过3次，都流产了。”

听到她的话，我心里大概有底了，随即决定让她进行一次详细的检查。检查结果出来后，让陈女士大吃一惊，但却在我的意料之中，她有严重的宫腔粘连，若是治不好的话，根本无法再次生育。

夏梦来帮你

什么是宫腔粘连呢？正常情况下，人体的子宫腔内覆盖着一层子宫内膜，这是胚胎着床及进一步发育的场所。如果这层内膜因为某些因素出现损伤，子宫肌层表面失去了保护膜，就容易发生粘连现象。而一旦发生子宫粘连，子宫内膜就会受损，胚胎将无法着床或者进一步发育，从而造成不孕或者流产。

其实，在我们的身边，很多女性都被宫腔粘连所导致的不孕困扰。据调查显示，如今在整个不孕的群体中，有十分之一的病因为宫腔粘连。而造成这一结果的最主要原因，自然就是人流。就目前而言，医学技术虽然有发展，但是仍存在一定的局限性，即使是技术最好的妇产科医生，也难以在人流手术中避免对子宫内膜的损伤。

因此，要想避免宫腔粘连，就最好不要做人流，在进行性生活的时候，一定要做好避孕措施，尽量减少流产。如果出现意外怀孕，也要到正规医院做手术，以减少对子宫的伤害。

但是，摆在我们面前的问题是，如果发生了宫腔粘连，还有没有怀孕的机会呢？其实你完全不用惊慌，即便是你正在遭受不孕的困扰，这也不等于说你已经没有了做妈妈的希望。

如今，我们治疗宫腔粘连的方法有很多，临床上，可以根据你的具体情况，采用药物治疗、手术治疗或宫腔镜疗法。宫腔粘连治疗后你的月经量较前增加或是痛经症状明显缓解，说明治疗比较成功。

这里要特别说明一下，由于宫腔粘连分离术后复发率很高，所以术后 3 ~ 6 个月，是受孕的黄金时期，你一定要好好地把握机会，争取在这个时间段受孕成功。

除了接受西医治疗之外，患者还可以采用中医疗法。在中医学上，虽无宫腔粘连这一说法，但据其临床症状和体征，可将其归属“月经过少”“闭经”“痛经”及“不孕”等范畴。病因多数为血瘀不畅，少数为肝肾亏虚。对此，患者还可以采用多种中医传统方法进行调理。

1. 口服中药方

治疗宫腔粘连多以活血化瘀为主，需要辨证方可给出药方，尤其是妊娠期妇女、有心血管疾病或是出血倾向的人群，建议你去医院找专业医生开具药方。在日常饮食方面，可参见本书第二章血瘀质人群的日常调理。

如桃红四物汤，此方主要由桃仁 6 克、红花 6 克、桂枝 8 克、川牛膝 15 克、香附 10 克、当归 12 克、川芎 8 克、丹参 15 克、赤芍 15 克、益母草 30 克组成，用水煎服即可。如果患者有小腹痛的症状，可以加川楝子 8 克、元胡 10 克、乳香 9 克、没药 9 克、吴茱萸 6 克；如果患者伴有肛门坠憋，可以加枳壳、柴胡各 8 克，木香 6 克；如果患者伴有乳房胀痛，可以加青皮 10 克、路路通 15 克、郁金 10 克。

2. 中药灌肠法

灌肠法在宫腔粘连的治疗中，起着举足轻重的作用。比起口服中药方，此法具有定位更准确、治疗周期更短、见效更快的特点。

若宫腔粘连的程度较轻，完全可以通过灌肠法治愈。这里给大家一个小方子，鱼腥草 30 克、丹参 15 克、赤芍 15 克、益母草 30 克，水煎外用灌肠。

若宫腔粘连较重，一定要在术后配合灌肠法治疗，以防止宫腔粘连复发。可用上述药方再加浙贝 10 克、内金 20 克、三七块 6 克，水煎外用灌肠。

注意：同房或经期不做灌肠。

3. 针灸

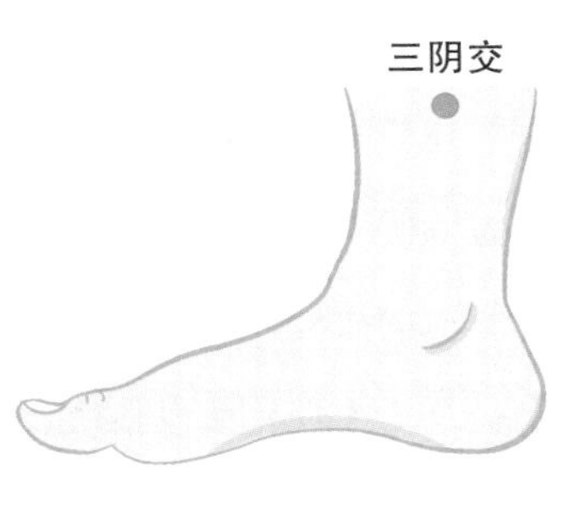

三阴交

位置：位于内踝高点上方 3 寸、胫骨内侧面的后缘上。

取穴时，正坐或仰卧，沿内踝尖直下 3 寸，于胫骨内侧面后缘取穴。

作用：可疏通肝、脾、肾三条经络的气血，具有健脾化湿、补血活血、疏肝益肾的功效，对治疗不孕、痤疮、脱发、脂溢性皮炎、黑变病有效。

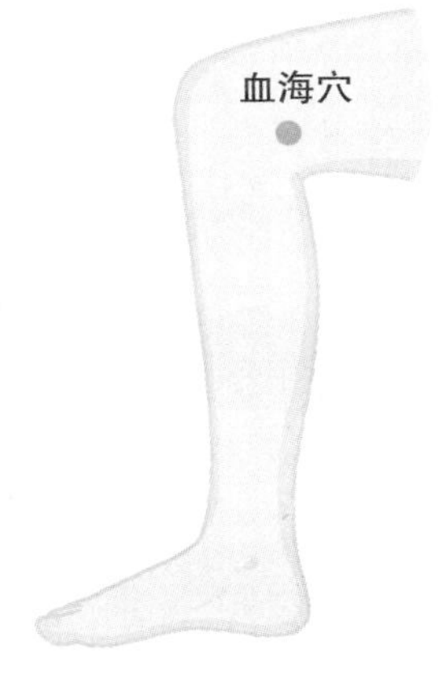

血海

位置：位于髌骨内上缘上方 6 ～ 7 毫米处。

取穴时，患者屈膝，医者以左手掌心按于患者右膝髌骨上缘 2 ～ 5 指，向上伸长，拇指约呈 45℃斜置，拇指尖下即是穴位。

作用：调和气血、散风祛湿，适用于治疗湿疹、荨麻疹、蝴蝶斑、斑秃、面部色素沉着，是女性调理月经，缓解经痛的重要穴位。

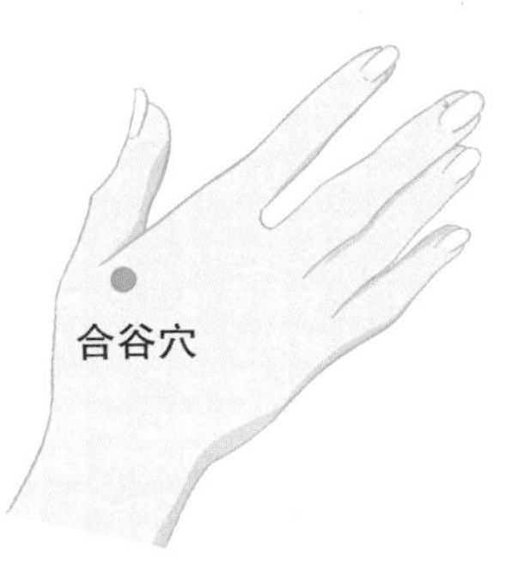

合谷

位置：位于手背第一二掌骨之间，约平第二掌骨中点处。

取穴时，一手的拇指指骨关节横纹放在另一手食指之间的指蹼缘上，当拇指尖下取穴。

作用：疏风清热，能通络、润面泽颜，对头面五官疾患、痤疮、荨麻疹、风疹有效。

4. 超导光

超导光的工作原理是，采用特定波长的特制探头戴上一次性乳胶安全隔离套置入阴道内，通过电脉冲式光磁效应和恒温热效应，改善卵巢、子宫、盆腔及阴道的血液、淋巴循环，增强网状内皮细胞及白细胞系统的吞噬功能，起到妇科系统消炎、活血化瘀、健全卵巢功能、通畅卵管等作用。通过卵巢把器官功能的改善，反馈至大脑皮层、丘脑及垂体，使整个性腺内分泌系统达到新的平衡。

超导光妇科内疗功效有哪些？该仪器的消炎、活血化瘀功能，使其能特效治疗盆腔炎、附件炎、输卵管不通的不孕症及非特异阴道炎、子宫内膜异位症、痛经等。该仪器健全卵巢的功能，能使性腺轴周而复始地正常运转，因而它能促排卵、健全卵巢黄体功能，治疗无排卵性不孕或黄体功能不健全的不孕不育，给习惯性流产者以预防性治疗。该项治疗使卵巢及整个性腺轴得到调整而正常运转，从而延缓衰老、使人年轻充满活力，可以治疗更年期综合征、骨质疏松、老年性阴道炎、性冷淡等。

最后，我想告诉大家的是，平时一定要好好保护自己的子宫，别再因为自己的无知，频繁做人流，到头来，受伤的是自己的身体。

只要这么做，患有宫腔息肉也能做妈妈

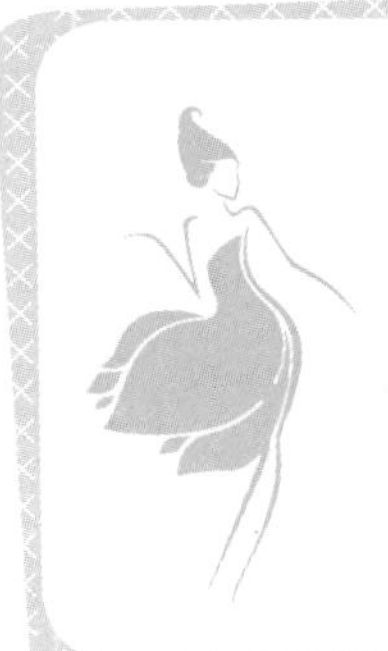

主要症状

一般情况下，宫腔息肉患者并无不适症状，有时出现白带增多、白带中夹血丝或同房出血。

中医疗法

1．中药口服加灌肠法。

2．超导光。

夏梦问诊记

提起怀孕，张女士就泪水涟涟。尽管她才 34 岁，但是她有 8 年的求子历程了。张女士从结婚的那一天起，就决定要做一个贤妻良母。于是，“怀孕”就成了张女士生活的主题，但是任凭她和丈夫怎么努力，就是一直未能如愿。

为此，她和丈夫不知奔波了多少城市，去过多少个医院，但是每次检查的结果都表明，她丈夫的精液正常，她自己也再正常不过，输卵管畅通，月经有规律，有成熟卵泡发育和排卵。为了能够尽快地怀上宝宝，张女士还严格按照医生的嘱咐，在排卵期同房，可是几年过去了，张女士还是没能怀上宝宝。

一次，张女士到我的门诊就医。我经过一番详细的问诊，并无发现异样，建议她做个宫腔镜，检查的结果是她的子宫腔形态正常，只是在内膜上多了两粒绿豆大小的息肉。在我的建议下，张女士摘除了那两粒小息肉。

两个月后，张女士一向规律的“大姨妈”迟迟不来，张女士既有几分窃喜，又有几分担心，到了医院一检查，才发现自己居然怀孕了。等了八年，这个迟来的小生命让张女士和家人激动得掉了眼泪。原来导致她多年不孕的，竟然是这两粒绿豆大小的息肉。

夏梦来帮你

此刻，或许大家会对“息肉”二字产生恐惧，其实子宫息肉只是一种最常见的宫腔内良性病变。它可以生长在子宫腔内的任何部位，可以像张女士那样，单个生长，也可以多个弥漫在整个子宫里面。一般说来，子宫息肉小的仅为 0.2 ~ 0.3 厘米，大的为 2 ~ 3 厘米或更大，形状不一，卵圆形、三角形或不规则状，皆有可能。通常情况下，子宫内出现单个、较小的内膜息肉，患者往往没有症状。

对于女性来说，别小看这绿豆般大小的息肉，它可有着相当大的危害力。宫腔息肉通常会位于子宫角处，这样一来就会阻塞输卵管开口，影响精子上行和卵子结合，而我们在检查的时候，往往只是看输卵管畅通与否，而不曾注意它的开口处；另外，内膜息肉合并感染，往往会改变宫腔内的环境，不利于精子存活和受精卵着床，女性自然无法受孕；最后还有一种情况，就是如果患者是巨大、多发的内膜息肉，就会影响局部内膜的血供，干扰受精卵的着床和发育，从而导致不孕。

尽管宫腔息肉是你备孕路上的拦路虎，但面对它，我们不是束手无策。针对这些不速之客，大的息肉可以自宫颈切除，对于小息肉可行刮宫术、宫腔镜下手术切除或激光治疗。患者可以根据自己的实际情况，进行针对性治疗。

子宫内膜分为致密层、海绵层和基底层 3 层。内膜表面 2/3 为致密层，和海绵层统称功能层，受卵巢性激素影响发生周期变化而脱落。基底层为靠近子宫肌层的1/3内膜，不受卵巢性激素影响，不发生周期性的变化。不管是刮宫术，还是宫腔镜下手术切除，切除的仅是息肉在致密层和海绵层的部分，而子宫内膜息肉的“根”还根植在基底层中，所以我们临床上常常说子宫内膜息肉的复发率是100%。而且，子宫内膜息肉多合并子宫内膜炎，这也是阻碍怀孕的一大杀手，我们不得不防。

因此，如果你做完子宫内膜息肉的摘除术，别以为是万事大吉了，最重要的还是防止复发，这就轮到我们中医大显身手了。

1. 中药口服加灌肠法

这里给大家一个小方子：白花蛇舌草30克，紫草10克，鱼腥草30克，夏枯草15克，丹参15克，赤芍15克，桂枝8克，茯苓20克，水煎口服，一日两次，再多煎出100毫升，外用灌肠。

2. 超导光

超导光消炎和活血化瘀的作用，同样适用于子宫内膜息肉的康复治疗。

最后，有一点需要提醒大家的是，宫腔息肉处理掉之后，一定要好好护理你的子宫，给子宫充足的休息时间，千万不可心急，一定要耐心地等到子宫完全恢复好了，才可以开始你的造人计划！

得了子宫肌腺症，不等于对怀孕说“No”

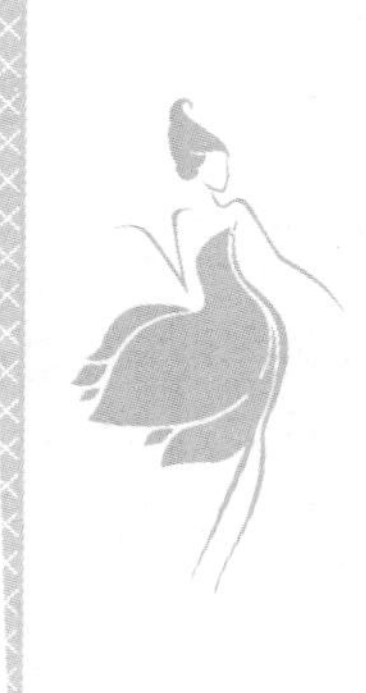

主要症状

通常情况下，三分之一的子宫肌腺症患者并无明显特征，有一部分往往表现为月经失调（如经期延长、月经量增多，甚至出现经期前后点滴出血）、痛经等症状，检查会发现子宫常均匀增大呈球形，子宫腺肌瘤可表现为质硬的结节。

中医疗法

1. 口服中药加灌肠法。
2. 热敷加泡脚疗法。
3. 针灸。

夏梦问诊记

惜缘打电话告诉我，她怀孕了。虽然怀孕后的反应有点大，什么都吃不下，但是她依然很开心，非常享受这个过程。那是因为她的这份幸福来得太不容易了，如果非要用一句话形容她此刻的心情，“不经一番寒彻骨，哪得梅花扑鼻香”最合适不过了。

我还记得第一次见到惜缘时的情景，那一天，她情绪低落地走进我的门诊，看似已经崩溃了。她说：“医生，我得了子宫腺肌症，只要能让我怀孕，做什么都是可以的。”接着她拿出了不同医院的检查单子，她告诉我：“我看了这么多家医院，吃了不少药，就是不见好。”

看到她被病痛折磨得万念俱灰的样子，我决定让其先接受超声消融治疗。然后再采用中医的方式，进行辅助治疗。不仅如此，我还向她一再强调：“你除了配合我的治疗，还一定要保持良好的心态，只有这样才能战胜病魔，早日当上妈妈……”

夏梦来帮你

在医学上子宫肌腺症被称为“不死的癌症”“盆腔沙尘暴”。对于遭受此疾病的人来说，它是一个可怕的梦魇，尤其是每个月的经期总会被疼痛折磨得死去活来；而对于有生育要求的女性来说，子宫腺肌症无疑成了横亘在疾病和怀孕之间的“太平洋”，让无数个女性“望娃兴叹”！

的确如此，子宫肌腺症是一种比较典型的，能够破坏生育能力的疾病，它是女性备孕道路上的障碍。子宫肌腺症是子宫内膜移位到子宫肌肉间形成病灶的侵蚀性病变，主要是由多次妊娠、人工流产、慢性子宫内膜炎等造成的。过去，这种情况多发于40岁以上的经产妇，但是如今，这个现象逐渐向年轻化的趋势发展，因子宫肌腺症不孕的人数也越来越多。

以前，鉴于医学水平有限，面对子宫肌腺症，医生的结论只有两个：要么继续忍受痛苦，要么切除子宫。无论是哪一种情况，对于没有生育的女性来说，都无疑是宣判了她“死刑”。

但是在今天，子宫肌腺症的患者完全可以通过宫腹腔镜联合手术，圆你做妈妈的梦，但是一定是要尽早才好。如果病情持续恶化下去，做妈妈的希望也就会越来越小。

术后经过一段时间的休养，建议各位备孕妈妈抓住术后宫腔环境最好的这段时机，尽早怀孕。

除了进行手术之外，患者还可以通过中医的方式进行治疗。中医认为子宫腺肌病多与瘀血内阻有关，因而在治疗的时候，一定要以“活血化瘀”为原则，所以，这里注意了，以下各种疗法一定要在确定自己没怀孕的情况下才能用。

1. 口服中药加灌肠法

丹参15克、肉桂3克、浙贝19克、内金20克、茯苓20克，这个小方子能起到活血化瘀，软坚散结的功效。同时，这个小方子每付还可以多煎出100毫升用于灌肠，直达患处，疗效也非常好。

2. 热敷加泡脚疗法

热敷疗法是用热的物体置于痛处来消除或减轻疼痛，这是一种古老的疗法。它能使局部的毛细血管扩张，血液循环加速，起到消炎、消肿、祛寒湿、减轻疼痛、消除疲劳的作用。我们可以用丹参15克、红花8克、桃仁8克、肉桂5克、浙贝10克、内金20克煮好，包成中药包，以不滴水为宜，热敷在腹部。同时可以用药渣煎汤泡脚，以水漫过小腿最好。

3. 针灸

针刺三阴交、合谷穴（具体见第二章血瘀质），既可以活血化瘀，也可以缓解腹痛症状。

最后，还有一句话要告诫正与子宫肌腺症斗争的女性朋友们，除了要积极治疗外，还要保持良好的心态。因为在与病魔抗争的这条道路上，治疗给了你健康翱翔的一只翅膀，但你的另一只翅膀，则需要你的心态调节。

子宫内膜异位症，自然怀孕也有戏

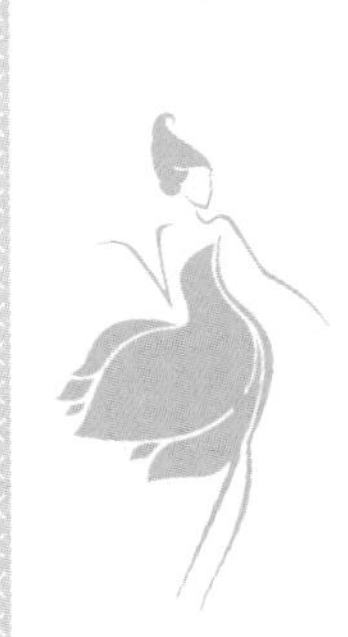

主要症状

一般情况下，子宫内膜异位常常表现为痛经、月经异常，如过多或者周期紊乱，性交疼痛，甚至出现周期性尿频、尿痛、血尿等症状。在检查中，可发现在子宫直肠凹陷、子宫骶韧带或宫颈后壁，触及一个或更多个硬性小结节，如绿豆或黄豆大小，触痛明显。

中医疗法

1．口服中药加灌肠法。
2．热敷加泡脚疗法。
3．针灸。
4．食疗法。

夏梦问诊记

我忙了整整一个上午，感觉非常疲惫，这时突然接到一个忘年交的电话，她在电话中兴高采烈地说：“我儿媳妇生了，给我生了一个大胖孙子，说来，我第一个要感谢的人就是你了……”听到她的声音，我仿佛也被传染了，心情顿时好了起来。

坦白说，做医生这么多年，家长里短、悲欢离合见得不少，深知责任重大，一个诊断、一次治疗都可能影响一个家庭的命运。我至今仍然记得我这位老友和她儿媳妇来时的情景，老友抱孙心切，无奈儿媳妇婚后一直不给力，为此，没少折腾。凡是能吃的各种中药补药都用了，也于事无补。

那天，老友领着儿媳妇、儿子一起来到我的门诊，儿媳妇告诉我，她与丈夫结婚两年一直未避孕，夫妻生活正常，并且在一年前到当地医院进行激素检查，她的卵巢功能良好，丈夫精液检查正常，但就是怀不上。之后也看过中医，一直吃中药和补药。半年前单位体检，从B超中发现右卵巢有一枚直径约50px的小囊肿，而她自己除了有轻微的痛经外，并无其他不适。但知道之后，精神压力却越来越大……

听着她的诉说，我考虑到是子宫内膜异位症引起的卵巢巧克力囊肿，接着又让她复查了B超、CA125，并在隔天安排了她进行腹腔镜手术剥除囊肿。手术后，我给她开了药物调理，并告诉她一定要放下思想包袱，半年后要积极试孕。

半年后老友的儿媳妇如期来复诊，这次还带来一个好消息，她怀孕了。

夏梦来帮你

子宫内膜异位症，大家听起来可能会有点儿恐惧，但实际上这是一种再常见不过的妇科疾病，正常情况下，十个女性中就有一个患有子宫内膜异位症，对于不孕的女性来说，子宫内膜异位症的发病率更高为24% ~ 50%。

正常情况下，在子宫的内壁上有一层薄膜，视为子宫内膜。别小看这层薄薄的内膜，它是为怀孕胚胎着床做准备的。在没有怀孕的时候，子宫的内膜每个月都会受体内女性激素的影响而脱落，形成我们的月经。但是有时候，由于各种原因，子宫内膜也会任性地长到子宫腔外，就形成了子宫内膜异位症。

卵巢巧克力囊肿，又名卵巢子宫内膜异位囊肿，是子宫内膜异位症的一种病变。如果月经期脱落的子宫内膜碎片随经血逆流经输卵管进入盆腔，种植在卵巢表面或盆腔其他部位，形成异位囊肿，这种异位的子宫内膜也受性激素的影响，随同月经周期反复脱落出血。如病变发生在卵巢上，每次月经期局部都有出血，使卵巢增大，形成内含陈旧性积血的囊肿。这种陈旧性血呈褐色，黏稠如糊状，似巧克力，故又称“巧克力囊肿”。

这种囊肿可以逐渐增大，有时会在经期或经后发生破裂，但很少发生恶变。卵巢巧克力囊肿虽然是良性疾病，却有增生、浸润、转移及复发等恶性行为。此类卵巢囊肿是 25 ~ 45 岁的生育年龄妇女最常见的疾病之一，发病率为 10% ~ 15%。

育龄女性一旦出现了子宫内膜异位症，受孕之路就可能受到影响。但是，这并不意味着患子宫内膜异位症就会不孕。尤其是异位较轻的人，怀孕的概率与正常女性毫无差异，即使异位现象比较严重，同样也可以自然怀孕。只是随着子宫内膜异位症的严重程度增加，自然受孕的概率会逐渐降低。对于自然受孕比较困难的女性，我们还可以选择药物和手术相结合进行治疗，待身体康复后再选择怀孕也是可以的。

对于巧囊的患者，如果您的囊肿体积并不大，我的建议是未生育女性先试着怀孕，不要着急做手术。这是因为卵巢是由数以万计的卵子组成，巧囊切除的过程中难免会伤及正常的卵子，我在临床工作中，经常会遇到因为做了巧囊切除术而卵巢早衰的不孕症患者。

在中医上，子宫内膜异位症主要是由于离经之血积留于组织或脏器内不得出，形成瘀血所致。因此，在治疗的时候，一定要以“调理气血”为主要原则。

中医的疗法也非常多，我们在前一章介绍过的口服中药加灌肠法，热敷加泡脚法，以及针灸疗法同样可以应用于子宫内膜异位症的治疗，除此之外，还可以配合食疗的方法，以便于取得更好的效果。下面给大家介绍两种简单而有效的方法。

1. 山楂黑木耳红糖汤

原料：山楂100克、黑木耳50克、红糖30克。

做法：将山楂水煎约500毫升去渣，加入泡发的黑木耳，文火煨烂，加入红糖即可。可服2 ~ 3次，5天服完，连服2 ~ 3周。

功效：活血散瘀，健脾补血。适用于卵巢囊肿伴有月经不畅、痛经，经前为甚，伴下腹刺痛拒按，且有血块、块出痛减症，属气滞血瘀者服用。

2. 山药核桃仁炖母鸡汤

原料：母鸡一只，山药40克、核桃仁30克、水发香菇25克、笋片25克、火腿25克，黄酒50毫升，精盐适量。

做法：将山药去皮切薄片，核桃仁洗净；净母鸡用沸水焯去血秽，放在汤碗内，加黄酒50毫升，精盐适量，鲜汤1000毫升；将山药、核桃仁、香菇、笋片和火腿片摆在鸡面上，上笼蒸2小时左右，待母鸡酥烂时取出食用。

功效：补气健脾，活血化瘀。适用于卵巢囊肿并现神疲体倦、气短懒言，乏力，动则益甚；下腹隐痛喜按，月经后期量少，舌淡暗，边有齿印，脉细涩，症属气虚血瘀者。

最后，想告诉大家的是，虽然子宫内膜异位症对怀孕的影响不大，但是女性朋友也不要掉以轻心，一定要懂得预防之道。在没有生育计划的时候，一定要懂得避孕，千万不可肆意怀孕流产；经期也不可有性生活，平时还要懂得保护自己。只有保护好了身体，在你想怀孕的时候，才能马上心想事成。

子宫内膜过薄，也无须太担忧

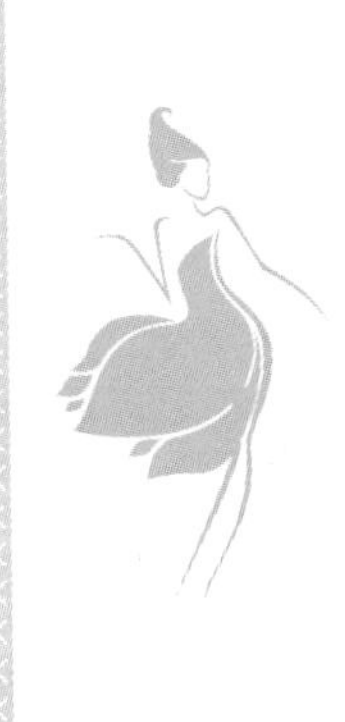

主要症状

未孕育女性子宫内膜过薄多属于肾虚型，主要表现为初潮较迟，或者初潮后经量过少，第二性征出现较迟，常见症状为经期短、经量少、甚或点滴即净、色淡红，并有头晕耳鸣、腰酸腿软、足跟痛等症状。

中医疗法

1. 中药方。
2. 膏方。
3. 灌肠法。
4. 食疗方。

夏梦问诊记

小章和丈夫结婚整整三周年了，在外人看来，他们是一个幸福的小家庭。人人都在羡慕他们的二人世界，只有小章明白其中的苦涩。从结婚到现在，两个人都没有避孕，但是却一直很“安全”，从来没有中过奖。

后来，小章和丈夫来到我的门诊，我随口问道：“你们结婚几年了？”小章急忙回答：“三年了，整整三年了，可是我们努力了三年，还是没有怀上宝宝，我们单位每年都体检，我俩什么毛病都没有。”“哎，你们这些年轻人，孕前检查需要去医院专门检查的，要检查很多项。那你之前有没有做过流产之类的手术呢？”我一边批评他们一边问，小章显得很尴尬，“有什么不好意思的，我是医生。”“做过两次，都是上大学那会儿。我和我老公从上大学就在一起了，那个时候不懂避孕，曾经怀过两次，后来都流掉了。”

我接着问道：“那你平时有没有什么感觉不舒服的地方？”小章回答：“有一点，就是月经期特别短，为此我还庆幸呢，不用受那么久的煎熬。”

经过问诊和初步判断，我又让她去做了一系列检查。她没有其他的问题，就是子宫内膜太薄了，只有6毫米。

夏梦来帮你

我们在种菜、种花的时候，都会事先准备好充足的土壤，以给它们充足的养分。其实，播种任何生命都是一样的道理，当你准备怀孕的时候，第一件事，也是要给这个小生命准备好充足的土壤。

在播种新生命的时候，土壤就是子宫内膜，只有土壤肥沃，种下种子才会有收获；否则，土地贫瘠，即便是种下了种子，种子也不会轻易发芽，就算是勉强发了芽，也会因为土壤贫瘠，无法为其提供生长所需的养分，终究还是会慢慢地死掉。

那么，一个小生命的发芽、生长，究竟需要多厚的“土壤”呢？通常认为，子宫内膜厚度为8 ~ 10毫米时，比较适宜受孕，过厚或者过薄都会引起不孕症。

而造成子宫内膜薄的大部分原因都是后天的，在临床上，我几乎没有遇到过因为遗传的因素而出现子宫内膜薄的情况，相反，因为多次流产而导致子宫内膜变薄的人很多。我们在前面讲到，子宫内膜分为致密层、海绵层和基底层3层。内膜表面2/3为致密层和海绵层，统称功能层，受卵巢性激素影响发生周期变化而脱落。基底层为靠近子宫肌层的1/3内膜，不受卵巢性激素影响，不发生周期性的变化。多次流产，子宫内膜尤其是基底层，就会受到伤害，慢慢地变薄。

除此之外，节食减肥也是子宫内膜薄的一大原因。单纯节食减肥是一种非常不健康的减肥方式。在西医看来，节食减肥容易导致内分泌紊乱、雌激素分泌不足，从而造成子宫内膜薄、月经紊乱、闭经等；在中医看来，节食减肥容易耗伤气血，从而造成化生不足，容易造成子宫内膜薄、月经紊乱、闭经等。

那么，既然错误已经铸成，是不是就无法挽回了呢？子宫内膜一旦太薄，是不是就再也没有机会做妈妈了呢？

其实，子宫内膜的厚度也是可以通过调理改善的。子宫内膜薄的人，可以选择天然雌激素刺激子宫内膜生长。但是在使用的时候，有一点必须要注意，激素和排卵是互为反作用的。使用促进内膜生长的激素就会影响到排卵，甚至可能出现不排卵的现象。所以，女性在使用激素的时候，一定要在医生的指导下用药，吃上一两周再做B超，检查一下内膜厚度，如果达到正常范围，就应该停药一段时间，过段时间再尝试怀孕。而且一个周期的调理很难达到预期的效果，通常需要经过三个月经周期的调理，才会得到缓解。

除此之外，患者还可以采用中医的方法进行调理，在中医看来，女性子宫内膜过薄，主要是由于女性肾气不足、气血两虚、肝血不畅所致，因此在治疗时，主要以“益气活血、疏肝健脾、补充肾气”为主要原则。

1. 白芍宫膜方

在调理的时候，最常用的就是白芍宫膜方。此方主要是选取白芍15克、当归10克、元胡10克、甘草10克等天然药材配伍而成，有活血补血、补益肝肾、滋阴调经等功效，患者可以一日一服，每日三次（早、中、晚饭后服用），每次服用150 ~ 200毫升，二十服为一疗程。

2. 阿胶膏方

在临床上，阿胶补血滋阴，润燥止血，也是治疗子宫内膜薄的一味疗效极好的中药。冬季是进补的最好时节，对于气血不足的患者，我多建议她们服用阿胶熬制的膏方来进补。膏方每人一方，不仅根据每个人的具体情况辨证开具更具有针对性，而且口味较甜，也更能被患者接受。

3. 灌肠法

灌肠法适用于多次人流后子宫内膜薄的人。多次人流容易损伤子宫内膜，极易导致宫腔粘连。所以，人流后灌肠是防治宫腔粘连、不孕症的“未雨绸缪”之计。这里给大家一个小方子：桃仁6克、红花6克、鱼腥草30克、丹参15克、赤芍15克、益母草30克、浙贝10克、内金20克、三七块6克，水煎外用灌肠。

4. 食疗方

除了吃药，患者还可以通过食疗的方法将病“吃回去”，如黑豆就是最佳选择。患者可将黑豆和糯米一起熬成粥，还可以将黑豆用清水泡12小时，只用清水煮至熟透，少放一点儿盐，每天吃50颗。

总之，对于女性来说，子宫内膜的厚度关乎后代，因此，任何一个女性，一定要保护好自己的子宫内膜，每天保持愉快的心情，注意经期保暖，多运动增强体质，这些都是在日常生活中必须要注意的问题。

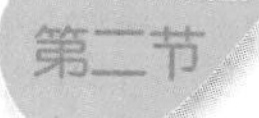

清除输卵管疾病，让宝宝来得更加顺畅些

警惕！输卵管通而不畅

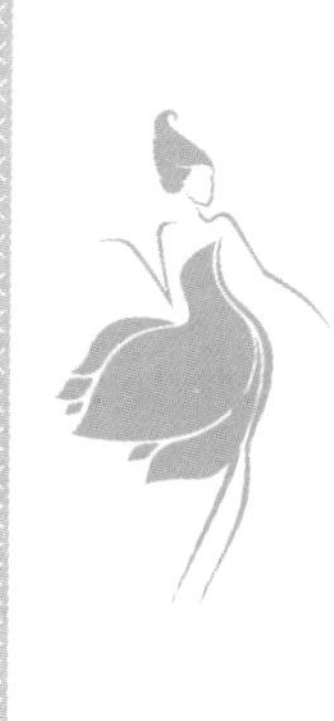

主要症状

症状不明显：一般没有明显症状，但是部分输卵管通而不畅的女性会出现小腹一侧或者两侧疼痛、下坠、分泌物增多、腰痛等症状，而且月经量增加。

疼痛：疼痛是极主要的症状，且疼痛类型不一，隐痛、刺痛、坠痛、酸痛、剧痛等。

中医疗法

1．术后口服中药加灌肠法。

2．外敷法。

夏梦问诊记

一天晚上，我和曾女士在微信上聊天，她告诉我她怀孕了，下午刚刚做完四维彩超检查，很正常。我不禁想起了第一次看见她的情景。

那天，她开开心心地来到我的门诊，说：“医生我好像怀孕了。”我简单问诊之后，给她把了脉，建议她去做个B超。

快下班的时候，她又来到我的门诊，原来的笑容换成了愁眉不展：“医生，我的确已经怀孕了，但却不是正常的怀孕，而是宫外孕。”然后，她小心翼翼地问我："医生，我这个孩子还能要吗？"

我笑了笑，感觉实在应该给她普及一下妇科知识。我说："宫外孕是一种常见的妇科病，如果不及时发现并且治疗的话，可能会导致大出血、休克、死亡等严重后果。"

听我这么一说，她脸色苍白，吓得说不出话来。我拍拍她的手，继续说："别担心，宫外孕如果早发现早治疗，也并不是一个特别严重的大事。宫外孕最佳的手术时间是 30 ~ 50 天，你看，你这刚好 42 天，时间刚刚好。"

"医生，必须要进行手术吗？"她还抱着最后一丝希望。

我无奈地笑笑："孩子以后还会有的。"

在治疗的过程中，我发现造成她宫外孕的真正原因，其实就是输卵管通而不畅。

夏梦来帮你

在输卵管这个神奇的管道中，精子与卵子相识、合体，产生一个新生命，但这仅仅是一个开始，这个小生命能否顺利成为一个有血有肉的孩子，还必须经历怀胎十月的考验，而迫在眉睫的问题则是在规定的时间内受精卵能否顺利赶回子宫。

正常情况下，这个受精卵会一路奔回子宫着床，然后再慢慢发育。但是总有"坑爹"的孩子，它们不能赶回子宫腔。它们之所以不能及时赶回子宫，原因非常多，其中输卵管通而不畅就是其中一个原因。

输卵管通而不畅，顾名思义，输卵管并没有闭塞，但是却不怎么畅通，主要是因为输卵管个别地方过于狭窄所致。输卵管通而不畅，非常不利于精子的运送，是造成女性不孕的主要原因之一。

输卵管承担着精子和卵子相结合的重任，一旦出现通而不畅的现象，精子和卵子就很难实现结合，从而导致不育不孕的发生。即便是幸运地怀上了，也有可能是宫外孕。

那么，一旦出现输卵管通而不畅，应该怎么办呢？

在医学上，面对女性的输卵管通而不畅，通常情况下可采用疏通的方法进行治疗。临床上，输卵管通而不畅多是由于后天疾病引起的，因此，在治疗的时候，一定还要对引起输卵管通而不畅的疾病进行治疗。只要经过恢复之后，女性便可再次怀孕。

临床中，常见的三种输卵管检查方式（检查时间一般是月经干净后的 3 ~ 7 天，且不同房）如下。

1. 输卵管通水

将一根管子通入宫腔，然后通过管子向内注入药水，药水从子宫腔里流经输卵管，最后到达盆腔，根据子宫腔容积为 5 毫升的特点，通过液体回流情况和阻力情况来判断输卵管是否通畅。

缺点：整个过程都是医生手动操作，结果也是依靠医生和患者的主观感觉来判断，所以容易造成假阴性和假阳性的诊断结果。而且，由于整个过程是全盲操作，只能初步判断输卵管通畅与否，不能观察到其具体情况。

2. 子宫输卵管造影

子宫输卵管造影使用泛影脯胺或碘油可以清楚显示输卵管内膜、子宫的情况。造影除 X 线没有其他的副作用或者问题，减少患者的痛苦。

缺点：X 线有致畸作用，故当月应避孕。

3. 腹腔镜检查

检查输卵管的方法，可以直接看到输卵管周围的粘连、粘连部位、粘连程度以及输卵管伞端与卵巢之间的解剖关系。

缺点：腹腔镜检查不适用于盆腔包块、生殖系统畸形等。另因为其费用较高，所以一般只适合于经 X 线的输卵管造影检查片诊断为输卵管伞端堵塞积水或考虑有输卵管周围粘连可能时使用，而非首选检查方法。

各种方法都是存在弊端的，现在临床上比较推荐利用造影来检查输卵管是否通畅，如果确有异常再采用腹腔镜手术进行治疗。

除了西医上的治疗，我们还可以通过中医的方式进行治疗。

1. 口服中药加灌肠法

丹参 15 克、夏枯草 15 克、路路通 15 克、通草 15 克、泽兰 15 克，水煎服，一日两次，餐后服用。同时，这个小方子每付还可以多煎出 100 毫升用于灌肠，灌肠法直达患处，见效比口服中药还要快。

2. 外敷法

可以通过外敷的方法进行治疗，主要是将薄荷 30 克、泽兰 30 克，侧柏叶 60 克、大黄 60 克、黄柏 60 克一同研细末，然后再用水或蜜调，外敷于下腹部即可，是治疗急慢性输卵管炎症引起的通而不畅的一个有效的方法。

在此，我要提醒女性朋友的是，一定要好好爱护自己，千万不要反复做人流；如果你正在积极备孕，那么，请先做一个检查吧，看看你的输卵管是否健康。

最后，我还要提醒大家，要想远离输卵管通而不畅，就一定要做到以下几方面。

1. 注意个人卫生

尤其是外阴，不要和别人合用盆、毛巾等卫生用品，防止交叉感染。

2. 注意性生活卫生

不洁的性生活，会导致细菌进入阴道造成感染。

3. 积极治疗

如果女性患有附件炎等疾病时，一定要积极治疗，以防转换为慢性炎症。

4. 每日摄入

女性应关注自己的身体健康，每天都要摄入足量的纤维素和微量元素，以减少患病的概率。

输卵管粘连，也堵不上做妈妈的道路

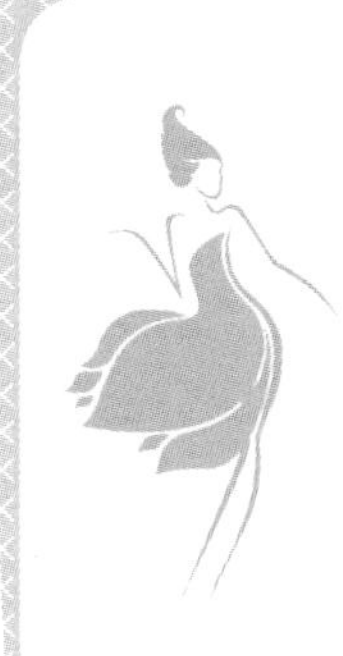

主要症状

主要表现就是不孕、疼痛，通常多为下腹坠痛、钝痛和腰痛等，经期、性生活、劳累后尤甚，且出现月经量增多，经期延长等现象，偶尔还会出现低热、肥胖、多毛等症状。

中医疗法

1. 术后口服中药。
2. 灌肠法。

夏梦问诊记

罗凯是和他妻子一起来我的门诊的，两人仿佛不是来看不孕的，而是来看心理医生的。一进门诊，罗凯便红着眼睛对我说：“医生，你快帮她看看吧，要是再怀不上孩子，她又要跟我离婚了。”

怀不上孩子，女方还主动因为这个闹离婚，确实让我大吃一惊，我赶忙对罗凯老婆说：“我先帮你把把脉吧。”然后又对其进行了详细的问诊。

在我的询问之下，罗凯才慢慢道来：

“结婚几年之后，我爱人瞧着自己的肚子一直没有动静，就自己偷偷去医院检查。去过无数次，医生说她是输卵管粘连造成不孕。我爱人一直在积极地配合治疗，可是一直没效果……

“她一直很内疚，总觉得对不起我。她心灰意冷，打定主意要和我离婚。后来，她抓住了我的一点小错，就不依不饶，非要离婚。尽管当时我很不愿意，但爱人闹得厉害，我只好同意了。

“其实，我的心里还是非常爱我老婆的。离婚后，我还是一直放心不下她，于是经常通过朋友打听她的近况。一个偶然的机会，她的同学才告诉我事情的真相。知道这一切之后，我真是后悔莫及，因为不能生育就离婚，这简直太荒唐了。

“于是，我当即回去找老婆复婚。然后就开始了看病求医之旅……”

听完罗凯的故事，我感叹道：“就凭你们两个人的这份感情，我一定尽心尽力为你爱人调理身体，我见过不少类似的病例，哪就能不孕了呢？”

“真的有希望？”罗凯妻子紧紧地抓着我的手。

同样作为女人，我明白她的感受，点点头，安慰道：“只要你听我的话，积极配合治疗，还要把心思放宽，千万别再钻牛角尖。”

在我的调理下，半年后，罗凯妻子成功地怀孕了。

夏梦来帮你

爱可以改变一切。不孕，不能成为离婚的理由，输卵管粘连，更不能成为不孕的理由。对于怀孕这件事儿，输卵管的重要性不言而喻，所以每当输卵管出现问题，就会直接影响到受孕能力。通常情况下，如果属于完全粘连，女性就不再有机会受孕；但如果是部分粘连的话，女性即便是有概率怀孕，却很容易出现宫外孕。

因此，女性一旦发现输卵管粘连，一定要积极治疗，千万不可强行受孕，否则即便是幸运中奖，也会很危险。就目前的医学来说，对于输卵管粘连的治疗已经不再是难事，完全可以通过中西医结合的方式进行治疗。通常情况下，如果输卵管仅仅是轻微的粘连，通过药物就可以达到治疗的效果；如果情况较为严重的话，可以考虑在月经干净的 3 ~ 7 天实行导丝介入术进行治疗。

当输卵管粘连治愈好，是不是马上就可以怀孕了？相信这也是不少女性朋友关注的问题。输卵管粘连做完手术后，毋庸置疑会明显提高怀孕的概率。但是需要注意的是，在手术后 1 个月最好到医院进行复查，还要随时参考手术医生的指导建议。如果受孕过早，子宫内膜尚未彻底恢复，很难给受精卵着床和发育提供好的环境，容易引起流产。

当然，如果只是轻度粘连，通过药物便可治愈，一般来过一次月经，第二个月就可以试孕了。

在治疗的时候，除了西医的方法，还可以通过口服中药加灌肠法进行治疗，中医认为，输卵管粘连多是因为内生湿热，蕴结于输卵管所致。

输卵管粘连像宫腔粘连一样，有很高的复发率，所以术后一个月的口服中药加灌肠至关重要。

丹参 15 克、夏枯草 15 克、路路通 15 克、通草 15 克、白芍 15 克、坤草 30 克，水煎服，一日两次，餐后服用。同时，这个小方子每付还可以多煎出 100 毫升用于灌肠，灌肠法直达患处，见效更快。

合理治疗，输卵管积水也可以做妈妈

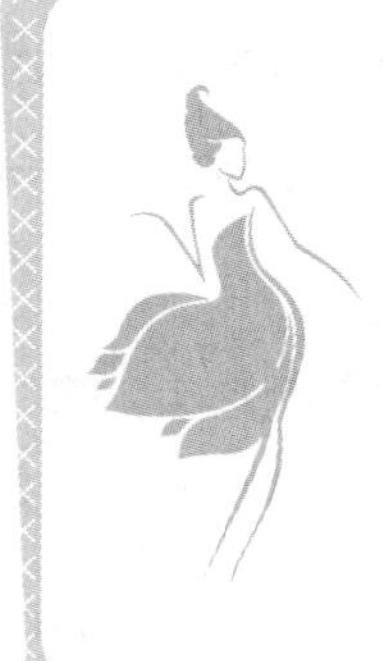

主要症状

一般情况下，输卵管积水常常会出现不孕、痛经，且离经期越近越疼，月经次数明显增多、月经量过多，下腹疼痛，有重有轻，并伴有性生活疼痛、白带增多、胃肠道障碍等症状。

中医疗法

1. 口服中药方。
2. 灌肠加热敷法。

夏梦问诊记

小丽结婚整整五年了，在这五年中，她饱尝了怀孕的辛酸。五年前，她嫁为人妇，完成了人生的一件大事。

新婚之后的日子自然是幸福甜蜜的，丈夫的疼爱，公婆的关怀，让小丽沉浸在幸福当中。每逢周末，婆婆都会打电话让小两口回家吃饭，做的饭菜全是小丽爱吃的。

可是好景不长，一年后，小丽的肚子还是没有一点儿音讯，婆婆也曾旁敲侧击地问过几次。后来，周围邻居比自己晚结婚的都有自己的宝宝了，婆婆明显越来越着急了，话里话外都表达出想要孙子的意思，老公更是努力奋战，每天都要交作业。

但是，无论小丽和老公怎么努力，就是没有一点儿效果。眼看着身边的朋友都一个个怀孕、生子，眼瞅着一个个襁褓中的婴儿一点一点长大，小丽心里的着急更是无以言表。

为了早日当上爸爸妈妈，老公和小丽开始奔跑于各大医院，终于找到了病因——输卵管积水。尽管小丽严格按照医生的建议进行调理，但依然没有什么效果。后来，两个人病急乱投医，西医、中医，甚至江湖郎中都不放过。

直到有一天下午，他们抱着试试看的态度走进了我的门诊。

我仔细查看了小丽以前的检查报告，又对她进行了详细的问诊，她告诉我，她不仅不孕，还伴有痛经、月经不调等表现。

后来，在我的建议下，她又做了详细的B超、内分泌、造影、抗体等检查。我根据她的具体情况开了药，并告诉她几种中医调理的方子，让她回家慢慢调理。

半年后，我接到了小丽的报喜电话。

夏梦来帮你

输卵管积水也是一种常见的输卵管疾病。输卵管一旦存在积水，精子通行之路就会受到阻碍，从而导致其不能顺利地与卵子相会。即便是精子与卵子勉强相遇，也会在受精卵返回子宫着床的时候受到影响，从而引起不孕。

在女性怀孕的这条道路上，输卵管的毛病往往是最致命的，因为输卵管素有“生命通道”之称。输卵管一旦形成积水，将对患者产生很大的影响，除了有腹部疼痛、痛经、月经不调、白带异常等现象，最重要的是还会引发不孕症。即便是侥幸受精，但是也会因为积水，受精卵无法回到子宫“安营扎寨”，以至于明珠遗落在外，形成宫外孕，危及患者生命安全。

那么，在面对输卵管积水的时候，我们可以从哪几方面进行治疗呢？首先，我们可以通过药物或者手术的方式进行常规治疗，缓解症状，以达到怀孕的目的。其次，我们还可以通过食疗的方法，达到清热解毒、消炎止痛、活血化瘀的目的。如药方：通草 15 克、路路通 15 克、丹参 30 克、白花蛇舌草 15 克、泽兰 15 克、石见穿 15 克，用水煎服，每天早、晚各一次，每天一服，每次服半碗，即可达到扶正固本、清热解毒的功效。

同时，这个药方也可以灌肠加热敷，提高疗效。

最后需要提醒女性的一点是，在平时生活中一定要懂得爱惜自己，千万不能因为自己一时的无知，伤害了身体。另外，还要做好以下几点预防工作。

第一，多锻炼身体，增强自身的体质，加强营养，劳逸结合，不要过度劳累；

第二，注意不要滥用抗生素和消炎药；

第三，要正确冲洗阴道，不要使用化学成分比较高的洗液来清洗阴道；

第四，重视性生活卫生。

第三节 搞定月经病，再圆妈妈梦

量少，无须担心，你依然有做妈妈的能力

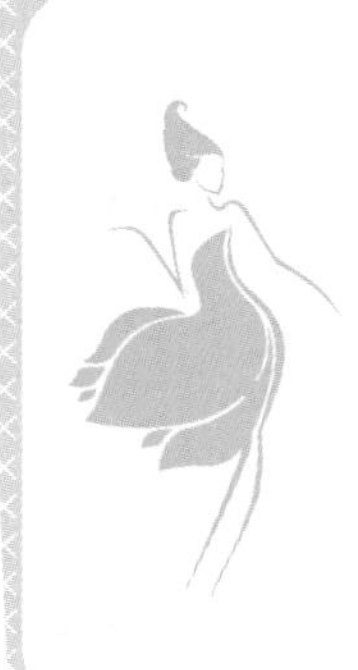

主要症状

周期基本正常，经量明显减少，甚至点滴即净；或出现经期不足两天，常伴体重增加现象。

中医疗法

1. 食疗方。
2. 口服中成药。
3. 生活调节。

夏梦问诊记

有一天，我在公众号上看到一个留言：夏医生，我姐姐今年30岁了，结婚三年都没有怀孕，去医院检查都说正常。我姐姐说她平时也没有什么不妥，就是每个月大姨妈来得特别少，您说，是不是这个原因造成的啊？看到她的情况，我有点儿害怕，我的月经量也不算多，一般三天就结束了，我看同学都是五天左右，月经量这么少，等结婚后会不会也一样不容易怀孕呢？

夏梦来帮你

身边备孕的女性朋友越来越多，大家也都铆足了劲儿问月经那点事儿，尤其是月经量少的女性，似乎甚是担心。现在我们就一起来看看大姨妈量少那点事儿。

月经永远都是女性关注的重点，不少女性都有这样的疑问，“月经量少还能怀孕吗？”首先，我们必须明确的是，在正常情况下，一个女性一次的月经量应该是在80～100毫升。通常情况下，认为经量少于30毫升即为月经量偏少。

那么，对于月经量偏少的女性来说，怀孕的概率会降低吗？其实则不然。因为女性有无生育能力，关键要看你的神经内分泌系统和你的生殖器官是否完善和健全，尤其是卵巢的发育是否正常。

而月经的多少，不但取决于上述这些生理基础，还会受到心理、外界环境、生活习惯等的影响。至于月经量少会不会影响怀孕，还要分情况而论，主要看引起月经量少的原因是什么。

通常情况下，如果你的月经量仅仅是正常范围内偏少，而你的卵巢的排卵功能和分泌女性激素功能均保持在正常范围内的话，怀孕就不成问题。

如果造成月经偏少仍有其他隐情的话，比如：结核、营养不良、贫血，或精神因素如紧张、忧郁、恐惧等以及劳累、环境改变等因素引起的月经量过少，就会降低你的受孕概率，不过这种情况下，还是有很大一部分女性会怀孕的。但是，如果是由于卵巢功能低下、子宫内膜薄、肿瘤、子宫发育不全、甲状腺功能减退等因素造成的月经量过少，很有可能影响怀孕。

因此，在治疗的时候，往往针对不同的原因，采用不同的治疗模式。可酌情选用激素或其他的周期治疗方式。

中医认为月经过少有虚有实，虚者多因素体虚弱，大病、久病、失血或饮食劳倦伤脾，或房劳伤肾所致；实者多由瘀血内停，或痰湿壅滞，经脉阻滞，血行不畅所致。

因此，在治疗的时候，可根据患者的具体情况，对症治疗。此外，还可以采用饮食疗法进行治疗，如当归大枣鸡蛋汤就是一道很不错的补气养血药膳，带壳鸡蛋 1 个，当归 10 克，大枣 3 枚，一同放入锅中，煮 15 ~ 20 分钟即可，然后吃蛋喝汤。在食用此药膳的时候，如患者无燥热感，可每天或隔天吃一次；如果在食用之后，患者感到喉咙痛，就要将大枣的核去掉，加麦冬 20 克、百合 20 克。

同时，中成药益母草膏，用于血瘀所致的月经不调、产后恶露不绝，症见月经量少、淋漓不净，产后出血时间过长，产后子宫复旧不全。

最后，为了使治疗效果更加明显，患者还可以通过生活调节配合治疗。

1. 不要熬夜

熬夜是女性的天敌，不但会降低自身的抵抗力，还会造成内分泌失调。

2. 不要接触冷水

3. 不吃生冷辛辣等刺激性食物，多喝开水，保持大便通畅

4. 不要太劳累

过度劳累会增加身体器官的负荷，影响身体器官正常的功能、运转以及正常的新陈代谢。

5. 注意卫生，预防感染

月经期间，身体虚弱，抵抗力下降，尤其容易感冒和被细菌病毒入侵。

6. 调整心态

保持精神愉快，避免精神刺激和情绪波动。

量多，搞清状况再受孕

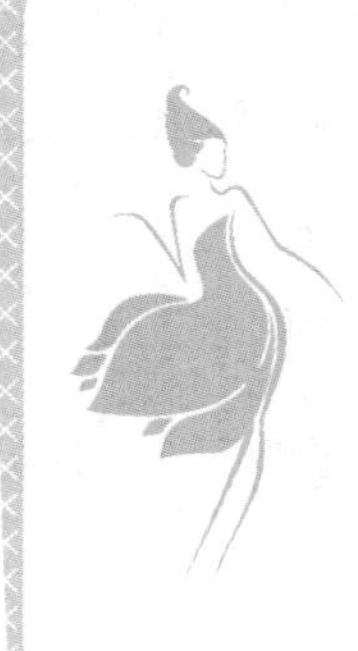

主要症状

主要是经血量过多，月经量超过60毫升。常常会有明显的贫血现象，生理期期间或过后，常出现心悸、全身无力、腰酸腿痛、失眠多梦的症状，平时也容易感冒和疲劳。

中医疗法

1．食疗方。
2．中成药。
3．生活调节。

夏梦问诊记

两年前，我接诊了一名结婚4年的不孕女性，经检查，她的各项指标均正常，就是找不出不孕的具体原因。但是她有一点儿明显与常人不同，那就是月经量过多。

据该女士反映，虽然每月的生理周期定时，但量却比常人要多得多。比如，在整个经期，她平均每天要换六七片卫生巾，而且每片卫生巾都被完全浸透。通常情况下，每次月经，她都要用二三十片左右的卫生巾。

这种经量确实太多了，我决定先给她调理一下月经，看看效果。经过一段时间的调理，该女士果然怀上了宝宝。可见，月经量过多，有时候也会影响怀孕。

夏梦来帮你

女人的“大姨妈”就是这么奇怪，不是多了，就是少了，反正就是不能好好的，总要掀起点儿血雨腥风才肯罢休。有人短短三两天就可甩掉包袱，有人深受“大姨妈”的喜欢，大姨妈总是赖着不走。

所谓的月经量过多，就是超过正常标准，甚至达到三四百毫升。日常中，如果我们对毫升数不能准确地把握，也可以通过所用卫生巾量来衡量。通常情况下，正常的月经量一般可用10片左右的卫生巾；如果你超过了15片，且在前四五天里，常常隔1～2个小时就需要换一次，那么，你就是那个经量过多的人。

正常情况下，女性正常的月经量为80～100毫升。一旦月经泛滥成灾，就可能是身体内部出现了问题。比如：内分泌紊乱、避孕方式不当、生殖器感染、子宫内膜异常增生、流产或异常妊娠、子宫内膜异位、肿瘤、功血等。因此，当你发现自己的经量过多时，最好去医院做个检查，确定了原因，再根据自己的实际情况选择药物或者其他方式进行治疗，必要时可选择手术。

当然，关于月经量多，中医上也有独特的认识，中医认为，月经周期不正常，多由卵巢功能失调或其他疾病影响卵巢功能所致。而月经量多多数是由脾不统血、中气下陷、冲任失守、血海不固所致，少数因血热、血瘀所致。因此，在治疗的时候，主要以“摄血止血”为主要原则。

在治疗的时候，中医有方剂疗法，还可以通过饮食的方式进行调理。

再给大家介绍一款食疗的方子——生芪母鸡汤：材料为老母鸡一只、生芪30克，将老母鸡处理干净、切块，和生芪一同放入锅中，加适量清水煮汤，分2～3次服用，月经期连服2～3剂。治疗脾气虚型月经量过多、崩漏、月经量过多者可应急使用云南白药胶囊止血。

先后不定期，先调理再备孕

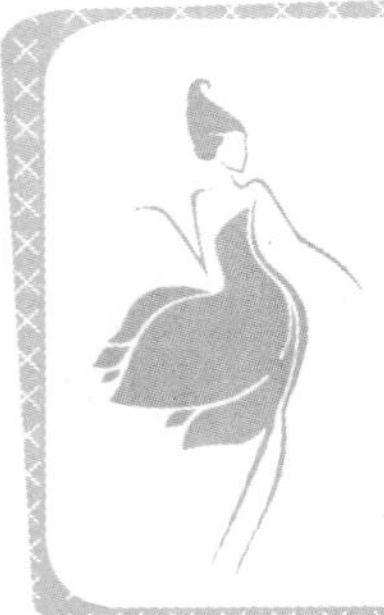

主要症状

月经不按周期来潮，时间或提前或延后 7 天以上。

中医疗法

1．中药方剂。

2．生活调节。

夏梦问诊记

一位网友问我："月经不规律，会导致不孕吗？我月经总是不正常，有时一个月来一次，但是具体日期不准；有时候就会往后推，两个月，三个月的都有，最长的一次，间隔了四个月。"

"为此，我去过医院，医生给拿了药，每次我一吃药就来例假了，但是不吃就又不正常了，现在又有两个月没有来月经了，而且我结婚半年了，在没有避孕的情况下，还没怀孕。虽然我老公和婆婆嘴上没说什么，但是我能看出来他们的期待。

"我自己好担心，又不愿意去医院检查。夏医生，你说我这个经期不定，会不会影响怀孕呢？"

夏梦来帮你

相信在生活中有很多这样的女性：在她们的包包里，几乎每天都放一小包卫生巾，时时刻刻为“姨妈”的到来做准备，因为她们实在搞不清这位亲戚的行踪，有时候一个月，有时候两个月，抑或更长时间。

对此，许多已婚女人感到非常焦虑，尤其是看到身边人一个个都当上了妈妈，而自己的肚子却毫无音信。其实，就月经不定期这件事儿来说，本身并不会导致不孕，但是如果是受到其他因素影响导致经期先后不定，则可能是不孕的信号。

一般说来，经期先后不定可能是以下两个因素造成的。一是外界因素影响，如情绪、压力等，只要经过治疗和精心的调理，经期就会恢复正常，这种情况下，就可以像正常人一样怀孕和生育；但是如果任其自由发展，势必会加重内分泌功能紊乱，最终使得怀孕之路越来越难。二是由器质病变所导致，如妇科炎症、子宫肌瘤、卵巢囊肿等妇科疾病，如果不及时治疗，就会导致病情恶化，引发不孕。

因此，当你的“大姨妈”来无定期，一定要先去医院做个检查，可以在月经期的第 2 ~ 4 天空腹去医院查一下内分泌 6 项、甲功 5 项、AMH 值，明确了原因，然后再对症下药，等到“姨妈”规律了，你的妈妈之梦也就更容易实现了。

当然，如果你的经期先后不定，除了上医院，你还要进行自我调理。在这里向大家介绍几种常用的中药调理方剂。

陈皮、青皮各 15 克，柴胡 10 克，香附 10 克，黄酒 300 克。先将陈皮、青皮、柴胡、香附洗净，入黄酒浸泡 3 天，然后再饮用，每次 15 ~ 30 克，每日 1 次。本方适合肝郁所致的经期先后不定。

鲜橘叶20克、苏梗10克、合欢花15克、玫瑰花15克、红糖15克。将它们一同放入保温杯中，加盖，开水泡15分钟，代茶饮。本方适用于经期先后不定，精神苦闷不乐者。

最后，患者还要从以下几方面，进行生活调理。

1. 调整好自己的心态

“好心态，好身体。”这句话说得一点儿都不假。我们知道，有些经期不定完全是因精神受到挫折或压力而起，因此保持良好的心态非常有必要。

2. 多吃含铁食物和滋补性的食物

饮食对于人体来说太重要了。可是现实中，很多女性为了美，一年365天，天天在减肥。这样，只会引发身体营养不良。身体一旦出现营养不良，月经不调、经期先后不定的问题就跟着来了。因此，女性在爱美的同时，也要保护自己的身体，合理地搭配饮食，多补充含铁食物和滋补性食物。

3. 保持良好的生活习惯

如今，熬夜、过度劳累、生活不规律等已经成为当今女性不健康的首要问题，别小看这些事情，它们很有可能会导致月经不调、经期先后不定，以至于影响到女性以后的怀孕之路。因此，我们必须从一开始，就养成一个好的生活习惯。

4. 缓解精神压力

“压力山大”这是我们每一个女性的共同感慨，但是面对同样的压力，为什么有的女性健康依旧，有的则被压力压得出了问题呢？答案就在于是不是懂得缓解压力。面对压力，经常游游泳、跑跑步等，都是一种不错的解压方法。

5. 食用减压食物

我们都知道食物可以治疗伤心，于是很多女人失恋后总是拼命地吃。你知道吗？有的食物还可以减压，例如，巧克力。所以，给自己一个吃的理由吧。此外，香蕉、卷心菜、土豆、虾、火腿、玉米、西红柿等都是可以起到减压作用的食物。

6. 防寒保暖

如果女性经期受寒，就会导致卵巢功能紊乱，引起月经不调、经期先后不定。所以，女性朋友，赶紧保护好你的小肚子，那些时髦的露脐装、低腰裤，也收起来吧！

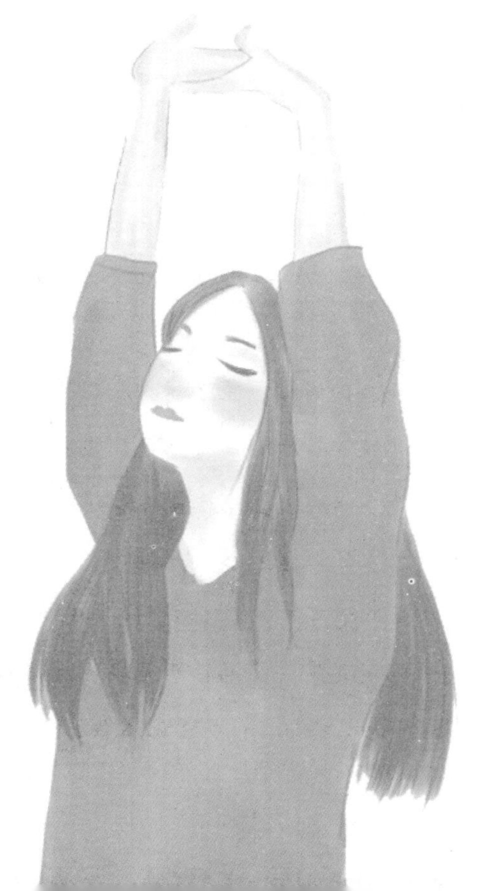

经期过长（过短），你可放心在家备孕

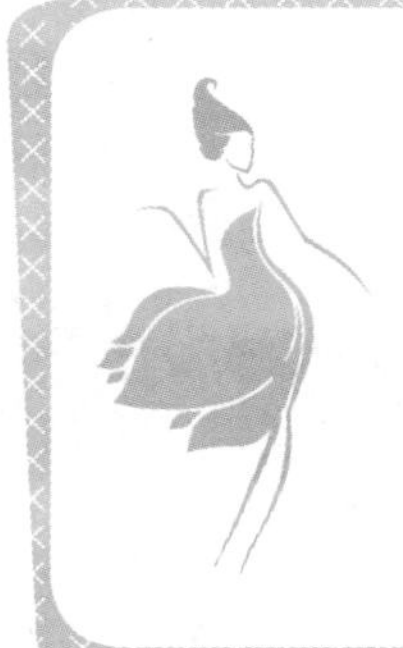

主要症状

与经量过多（少）不同，一般经量在正常范围，仅仅表现在时间过长（过短），超过7天（不足3天）。

中医疗法

1．食疗方。
2．放松心情。

夏梦问诊记

小玲是一个亲戚家的保姆，平时人大大咧咧的，像每个月算排卵期、算经期这些事儿，她根本不晓得是怎么一回事儿。和老公结婚三年来一直没有怀孕，为此，婆婆经常刁难她。

当亲戚介绍小玲来找我的时候，除了精神稍微憔悴点，我看不出她有其他不妥。她快人快语："医生，你说我咋才能怀上孩子？我都快急死了，要是再怀不上的话，我都没法活了，在老家抬不起头，婆家人也嫌弃我。""别着急，来，我帮你把把脉。"接着，我又问她："平时，有什么不正常的症状吗？""没有啊，我天天吃得下、睡得着，还天天干活，没啥不正常的。"小玲似乎根本不知道我问的是哪一方面，于是我就直接问："你的月经规律吗？""这个啊，每个月都有，日子我也记不住，说起这个最烦人了，你说别人都是三五天没了，我偏偏每次都八九天，弄得很是不舒服，干活也不利索。”小玲回答。

说实话，从脉象上看，小玲并没有什么不妥，为了进一步明确，我又让她做了B超等检测，但是显示全部正常。于是我猜到了事情的缘由，就告诉她：“同房的时候，尽量选择在排卵期，怀孕的可能性才更大。”“排卵期，啥叫排卵期？我和我老公每年就见一次面，他在深圳打工，我在北京当保姆，只有过年才能见面……”于是，我告诉了她怎么算排卵期，并让她留意点儿，希望这次过年时，能一举怀上。

很多人会觉得，小玲是不是个傻姑娘呀，生活在这个信息爆炸的时代竟然什么都不知道。这个世界上，我们不了解的事情太多，她生活在偏远又落后的山区，几乎没上过学，从小就帮爸妈带弟弟妹妹，连手机都不会用，来城里当保姆，也只能干些粗重的活儿，照顾生病的老人。

希望我的建议能帮到她。

夏梦来帮你

很多时候，我们经常会把不孕归咎于身体的某些异常，而“大姨妈”往往躺着也中枪。在正常情况下，经期过长（过短）是不会影响怀孕的，除非周期没有规律，给预测排卵期造成一定难度，从而错过了最佳受孕机会。否则只要你能确定每月排卵的日子，大可放心回家自然受孕。

月经，顾名思义，一月一经，通常情况下，正常的月经时间为 3 ~ 7 天，当然也不排除个别月经过长（过短）的患者。如果在身体没有疾病的前提下，可以自然受孕。但如果经期过长（过短）是由疾病所导致的，此时，就一定要积极重视，因为这些疾病可能会导致不孕。

因此，对于经期过长（过短）的女性来说，最好先到医院做个检查，如果是病理性的，一定要先治病，再怀孕；如果是生理性的，只要身体其他生育器官都正常，大可以回家放心备孕去。

当然，患者在备孕的时候，还可以在中医的指导下，通过饮食疗法改善自己的情况。如患者经期过长，可用赤小豆生地粥来调理，将60克的鲜生地、30克的赤小豆同200克的粳米，一起煮粥食用；如果患者经期过短，则可以通过牛膝和猪蹄加以调理，做法也非常简单，就是将20克的牛膝同250克洗净、剁开的猪蹄，一同放入锅内，炖熟即可食用。

最后，我对备孕的女性还要再交代几句。

1. 多食用提高生育力的食物

研究发现，富锌食物、动物内脏和滑黏食物均有提高生育力的作用，因此可以多选择含锌量比较高的豆类、花生、小米、萝卜、大白菜、牡蛎、牛肉、鸡肝、蛋类、羊排、猪肉等，以及鳝鱼、海参、木松鱼、芝麻、墨鱼、章鱼、花生仁、核桃等滑黏食物。

2. 放松心情

研究发现，不孕症的病因很复杂，既可能有器质性病变，也可能是功能性障碍，更有心理方面的原因。在我接诊过的患者中，有相当一部分是因为心理障碍所导致的不孕。

3. 识别排卵期

（1）推算法

通常情况下，如果月经周期正常，女性可根据自己以前的月经推算排卵，一般是在下次来月经前2周左右（12 ~ 16天）排卵。

（2）测基础体温

当女性排卵时，体温会出现一个波折，当基础体温处于升高0.3℃ ~ 0.5℃

水平时，最容易受孕。

（3）排卵测试纸

确定月经周期，从月经周期第 11 天开始测试，每天一次，排卵试纸出现阳性比较容易受孕。

痛经，一定要理会，别让它真的阻碍了你的怀孕之路

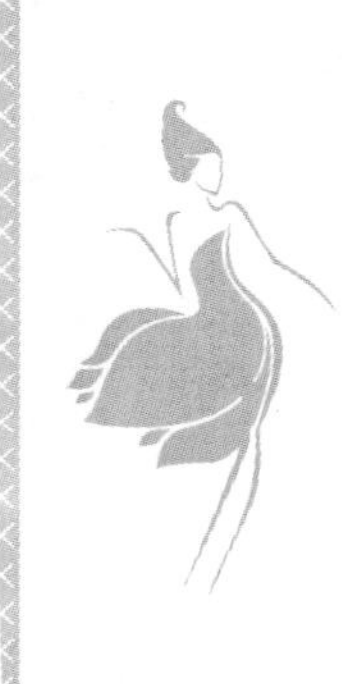

主要症状

主要症状为疼痛，呈痉挛性，最早出现在经前12小时，以行经第1日疼痛最剧烈，持续2～3日后缓解。疼痛位于下腹部耻骨上，可放射至腰骶部和大腿内侧。并伴有恶心、呕吐、腹泻、头晕、乏力等症状，严重时面色发白，出冷汗。

中医疗法

1．食疗方。
2．口服中成药。
3．热敷加泡脚法。
4．针灸。

夏梦问诊记

那一天，张兰来到我门诊的时候，她一脸痛苦的表情，说：“夏医生，你快帮帮我吧！”“怎么了？你好像很不舒服。”我问道。“是啊，我来例假了，虽然每次都这样，但是真的受不了。”她一边揉着肚子，一边痛苦地说道。

“这种情况是从什么时候开始的呢？”我一边赶紧给她倒热水，一边问道。她说：“从一开始就疼，自从开始来大姨妈之后，我的噩梦就开始了！有时候疼得浑身冒汗，两眼发黑，满床打滚！严重的时候甚至直接疼晕过去，把家人和朋友都吓坏了！”

“那你有没有试着用其他的办法去缓解这种情况呢？”为了进一步了解患者的情况，我进一步问道。她无奈地说：“我也试过很多方法，贴暖宝宝、喝红糖水、练习瑜伽等，但是都不管用。这些年来，我就一直忍受着痛经的折磨，原以为结婚后会好一点儿，可是依然没有得到缓解，而且也不知道是不是因为月经不调的缘故，结婚两年了，我们都没有孩子，我甚至怀疑自己到底能不能怀孕！”

夏梦来帮你

有些女性，每个月都有那么几天，貌似“世界末日”来临。对此，不少女性认为痛经不是什么病，挺一挺就过去了。而事实上，这种想法是很不明智的。据临床发现，不孕患者中，约有一半以上的人伴有轻重程度不同的痛经，并发现当不孕症患者的痛经一旦消除，患者也随即受孕。

由此可见，痛经与不孕有着非常密切的关系。对此，我国古人也曾有过“种子先调经，经调孕自成”的说法。因此，如果你正在饱受痛经的折磨，且多年不孕，一定要分清楚状况。

一般情况下，痛经有原发性与继发性两种。其中，原发性痛经，多见于未婚或者未孕的女性，无须治疗，往往生育后就会减轻或消失；而继发性痛经则常常是由疾病所引起的，如子宫内膜异位症、慢性盆腔炎等，必须给予对症治疗，可采用精神疏导、西药与针灸治疗。

除此之外，患者还可以根据中医的原则进行治疗。关于痛经，中医认为其发生的原因主要有两种：一是虚症，即“不荣则痛”，主要是由于气血虚弱或肝肾亏损造成的，因此，这类人在平时一定要注意调补，补气养血或滋补肝肾；二是实证，即“不通则痛”，这主要是由于气血不畅所造成的。因此，这类人应该以祛瘀止痛为主。

此外，患者在家还可以通过食疗的方法进行调理，如喝姜枣红糖水就是一种最常用的方法，取生姜和大枣各 30 克，将它们洗净，姜切碎末，大枣去核，加 30 克红糖煎煮，喝汤，吃大枣。此方法特别适用于寒性痛经的患者。

中成药，如复方益母草膏、丹莪妇康煎膏、元胡止痛胶囊，都是治疗痛经的常用药。

我们还可以用丹参 15 克、红花 8 克、桃仁 8 克、肉桂 5 克、浙贝 10 克、内金 20 克煮好，包成中药包，以不滴水为宜，热敷在腹部，同时可以用药渣煎汤泡脚，以水漫过小腿最好，以减轻痛经。

另外，针刺三阴交、合谷穴，既可以活血化瘀，也可以缓解腹痛症状。

最后，痛经的患者在生活中还要加以重视，做到以下几点。

第一，注意并讲究经期卫生，经前期及经期少吃生冷、辛辣等刺激性强的食物。

第二，消除紧张、恐惧心理。另外，还要适当参加劳动和运动，但要注意休息。

第三，平时要加强体育锻炼。

第四，疼痛发作时可对症处理，如：口服止疼片，喝热的红糖姜水等。

第四节 赶走阴道炎，迎来“好孕气”

滴虫性阴道炎，怀孕路上的小波折

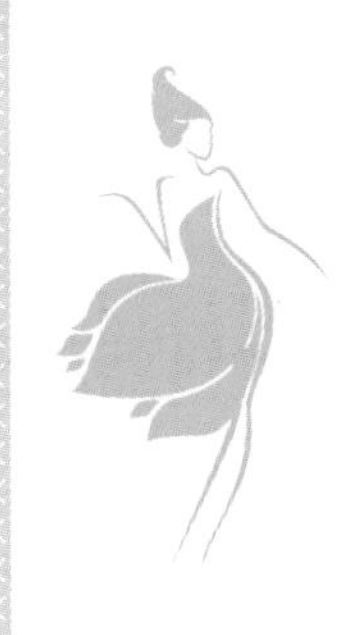

主要症状

多数无症状，阴道黏膜发炎，呈鲜红色，上覆斑片状假膜，常伴泡沫样分泌物，自觉不同程度瘙痒、白带增多等现象。偶尔还伴有尿频、尿急、尿痛、血尿，或腹痛、腹泻、黏液便，或齿槽溢脓、龋齿等症状。

中医疗法

1. 口服中药方。
2. 外洗方。

夏梦问诊记

周一，下着雪，路上非常不好走。我到门诊的时候，差不多八点了。刚进楼道，就看见一对儿小夫妻在我的门诊前徘徊。

他们一看见我走进来，就急忙上前问道：“您是夏医生吧？”“对，是我。”我微笑着点头说道。“可把您盼来了，我们等了好久。”我开门，夫妻二人跟着我进来了。一进门，女孩子就告诉我：“我最近总感到外阴瘙痒，尿道口有灼伤样疼痛，白带明显增多。”

我问道："这种情况多久了，以前有没有这种情况出现？"

"有过啊，但是都没有这次严重，有时候就去药店买点药，自己洗洗，觉得效果还不错。这种情况一直断断续续持续了一年多，但是最近越来越严重了。洗洗也不管用了。"

过了一会儿，她接着说："因为这个问题，我们夫妻已经很少同房了，家里人都急着抱孙子，可是我们以前努力了也没怀上，现在因为这个问题，就更难了。"

看着两个人一副天要塌下来的表情，我急忙安慰："根据你的情况，我猜想可能是阴道炎，这个你需要去详细检查一下。至于怀孕的问题，你更不用担心，等你检查完了，我给你好好调理一下，怀孕肯定没问题的。"

一个小时后，她的检查结果出来了，是滴虫性阴道炎，我给她开了治阴道炎的药。让她一周后再来找我，我帮她再调理一下身体，以便能早日怀孕。

夏梦来帮你

滴虫性阴道炎是妇科最为常见的阴道炎症，主要是由阴道毛滴虫所引起的。其实，在相当一部分健康女性的阴道内，都存在这种毛滴虫，通常情况下，是不会引起炎症的。但是一旦人体的抵抗力下降，或者是阴道内环境改变的时候，阴道毛滴虫就会大量繁殖导致滴虫性阴道炎。

对于女性来说，滴虫性阴道炎不仅仅会让自己不舒服，还会影响夫妻的性生活，最重要的一点是，滴虫性阴道炎还有可能会引发不孕。因为一旦患上了滴虫性阴道炎，滴虫就会吞噬精子，且阴道中的脓性分泌物也会快速地增加，而这些分泌物中的白细胞，则会妨碍精子的成活，使精子数量减少，从而引发不孕。

目前，甲硝唑栓被认为是治疗滴虫性阴道炎的特效药，阴道给药：取塑料指套一只，套在食指上，取出栓剂，持栓剂下端，轻轻塞入阴道深处。每晚一次，一次一粒，连用 7 ~ 10 天。同时，可口服甲硝唑。

女性朋友患上了阴道炎，还可以通过中医的方法进行治疗。在中医看来，滴虫性阴道炎主要是由湿热下注所致。因此，在治疗的时候一定要清热解毒、杀虫止痒。一般可选用方剂或熏洗的方法进行调理：如知母黄柏汤，此方剂主要是由知母、黄柏各 10 克，泽泻、山药、茯苓各 15 克，牡丹皮、山萸肉各 12 克，生地黄 20 克组成，此方主要适用于肝肾阴虚型滴虫性阴道炎；其次，还可以用熏洗的方法进行治疗，取苦参 15 克、黄柏 15 克、百部 15 克、蛇床子 30 克、花椒 10 克、明矾 6 克，将所有药物煎水，然后采用坐浴的方式熏洗，注意只洗外阴，不要洗阴道。

总之，对于女性来说，滴虫性阴道炎无疑是一种伤害，因此，作为一名女性，一定要做好预防。

第一，做好妇科检查。女性朋友最好能每年到医院做一次妇科检查，做到有病早治，无病早防。

第二，注意公共场所卫生。尽量不用公共浴盆、不上公共厕所、不到消毒不严格的公共游泳池游泳等。

第三，切莫乱用各种阴道洗液。正常情况下，每个女性的阴道都有自己的一套清洁能力，各种阴道洗液只会干扰其阴道内的生态平衡，抑制有益菌群的生长，从而导致霉菌等致病微生物乘虚而入，引起各种阴道炎。

第四，注意性卫生及经期卫生。一旦感染了滴虫性阴道炎，女性应该立即采取措施，以免传染给丈夫。一定要对内裤、床单、洗涤巾等做好消毒工作，最好在日光下暴晒，以避免重复感染。

第五，患有滴虫性阴道炎时，一定要夫妻双方同时治疗，且在治疗期间严禁同房。

细菌性阴道炎，积极预防才是王道

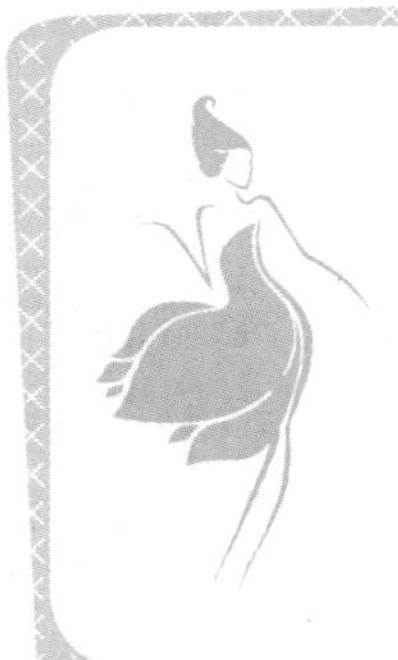

主要症状

有将近一半的患者并无症状，有症状的多表现为白带灰色，且有鱼腥臭味儿，阴道有灼热感、瘙痒等表现。

中医疗法

1．外洗方。
2．食疗方。

夏梦问诊记

那天，一位漂亮的女士来就诊，她说："医生，我想问问，我的下面好像总有一股味道，尽管我每天都会更换内裤，可是总是感觉有难闻的异味，尤其是夏天穿裙子，挺尴尬的，是什么原因呢？"

"痒不痒？"我问道。

"偶尔吧，我每天都有清洗。"她回答道。

"那你这种情况持续了多久？"我继续问。

"有很长时间了，快半年了，我觉得没什么事儿，就自己去药店买了洗液，天天洗，刚开始似乎是有所好转，但是没多久，好像又犯了。"

"生过孩子吗？"我问她。

她重重地叹了一口气，说："别提了，结婚半年了，没有避孕，但就是一直怀不上。我天天承受着心理、生理上的压力，心情非常不好，老公担心我，一再让我来医院检查。我感觉自己各方面都挺好的，没有必要到医院来，再说我也排斥做妇科检查。”

“你老公的做法是非常正确的，身体有不适一定要抓紧时间看医生。”我说道，“你先去做个白带检查，回来咱们再看怎么治疗。”

于是她去做白带检查，结果是细菌性阴道炎。

夏梦来帮你

女生的阴道是神秘的，但同时又是脆弱的，非常容易受到细菌的侵袭引起炎症，即细菌性阴道炎。细菌性阴道炎，不仅仅常见，它带来的后果更为严重。不仅影响女性健康、夫妻生活，对于育龄期的女性来说，细菌性阴道炎还是其怀孕道路上的大敌。

正常情况下，阴道内有自己特殊的环境，其中的菌群、酸碱度都比较均衡，且这种环境最适宜精子暂时存留、通过。一旦患上了细菌性阴道炎，阴道的菌群、酸碱度就会发生改变，从而使精子的活动力受到抑制。不仅如此，患上细菌性阴道炎之后，阴道中的细菌还会吞噬精子，白细胞也会妨碍精子的成活，使精子数量减少。这样一来，就会降低怀孕的概率。如果炎症上行，感染到输卵管、盆腔等，就会引发输卵管炎、盆腔炎等妇科疾病，而这些疾病也是阻碍怀孕的重要关卡。

在患有细菌性阴道炎的情况下，即便是幸运地怀上了，严重的细菌感染还是会影响胎儿的发育，轻则引起胎动不安，重则导致早产、流产。

虽然，对于育龄女性来说，细菌性阴道炎无疑是一个令人烦恼的事情，但是也无须灰心，因为这种不孕只是暂时的，只要积极治疗，完全是可以怀孕的。

况且就目前来说，我们可以通过多种手段和方法进行治疗。如：药物治疗、局部治疗、并发症治疗等。

除此之外，我们还可以通过中医的方法进行治疗。中医将细菌性阴道炎归为“带下病”“阴痛”“阴痒”，主要由肝郁脾虚、湿热下注所致。首先，坚持锻炼，利用和调动身体的正常机能，提高自身的免疫力是必行之举。

除此之外，还可以根据食疗法进行治疗。在此给大家介绍一个茶疗法，做法简单且效果良好。冬瓜白果茶，即取冬瓜子30克，白果10个，洗净，放入锅中，加一杯半水，煮好食用，频频代茶饮。此茶疗有清热利湿止带之功效，非常适用于细菌性阴道炎患者，但是有一点需要注意的是，此茶疗方不宜久服。

瘙痒比较重的患者，我推荐给大家一个外洗方：苦参15克，黄柏9克，金银藤30克，公英30克，败酱草15克。此方清热解毒，注意，只洗外阴，不要洗阴道里面。

最后，我还想告诉女性朋友，细菌性阴道炎感染途径主要是传染，因此，女性在日常生活中，一定要注意保护自己，从各方面进行预防。

第一，禁止性关系混乱，最好保持单一的性伴侣，同时性生活也要注意卫生。

第二，不要擅自使用各种药液。

第三，为了减少刺激或者过敏，尽量选用无香味的卫生用品；如果不是月经期，尽量不要使用卫生护垫。

第四，保持良好的生活习惯，不喝酒、不吸烟、少吃或者不吃辛辣食物。

第五，避免夫妻之间传染，如果妻子患病了，另一方同时也要治疗，且治疗期间不要同房。

念珠菌性阴道炎要注意，治好了再怀孕

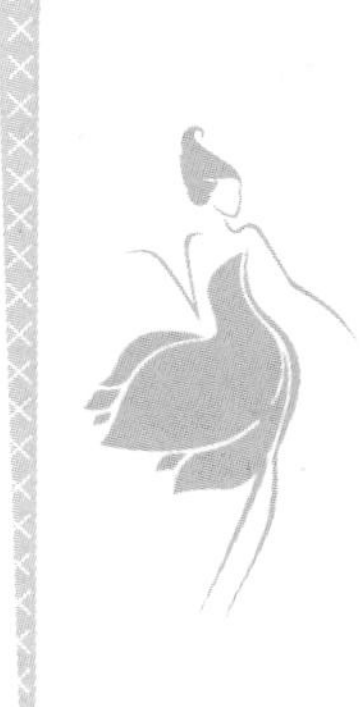

主要症状

主要表现为外阴瘙痒、灼痛，严重时坐卧不宁，痛苦异常，并伴有尿频、尿痛、性交痛、白带增多、白带呈白色稠厚豆渣样。

中医疗法

1. 熏洗法。
2. 口服中药。

建议：霉菌性阴道炎常常易反复3次，尽量减少阴道塞药，以免形成阴道病，反复迁延不愈。

夏梦问诊记

阿丽结婚3年了，和丈夫在北京奋斗了几年。今年夫妻俩准备要孩子，每天晚上两人都会加班加点，可努力了半年了，阿丽的肚子一直没动静。于是两人找我来调理。

“月经规律吗？”我问道。“规律。”阿丽坚决地说道。“是在排卵期同房的吗？”我又问。“是的，医生，排卵期我也计算好的，而且还用了排卵试纸。”“白带正常吗？”我继续问道。“不太正常，有时会有白色豆腐渣样白带，但这不是已婚女性的通病吗？我也没在意。”阿丽自言自语地说道，“我以为与月经周期有关，每天晚上用水洗洗，刚开始我也曾怀疑过自己是不是阴道炎，但是因为我也并没有出现阴道炎的症状，如严重瘙痒、尿痛、性交痛等，所以就一直也没去医院检查治疗过。”

我建议阿丽做一次检查，果然不出所料，她的子宫、附件、激素水平都正常，只是有霉菌性阴道炎。

看到检查结果，阿丽有点慌了，焦急地问道：“医生，怎么办？吃药吗？这样一来，我当妈妈的期望是不是又得无限期往后推了。”我让她不要担心，治好了阴道炎一样能怀孕。考虑阿丽处于备孕阶段，再加上情况也不是特别严重，于是我就建议她用 2% ~ 4% 的小苏打水冲洗阴道，每日 1 ~ 2 次，2 周为 1 疗程。同时，告诫她要放松心情，安心备孕。

3 个月后阿丽怀孕了，整个孕期都很顺利，后来产下一个健康的男婴。

夏梦来帮你

念珠菌性阴道炎，又称霉菌性阴道炎。顾名思义，这种疾病主要是由念珠菌中的白色念珠菌感染所致。在阴道炎的排行榜上，念珠菌性阴道炎仅次于滴虫性阴道炎，屈居第二。

女性朋友一旦遭遇到霉菌性阴道炎，她正常的阴道环境就会被破坏掉，从而不利于精子通过。另外，白色念珠菌还具有凝集精子的作用，在这种因素的作用下，大量的精子都会死于非命，自然就无法到达输卵管和卵子相会。

和其他阴道炎相似，即便是精子侥幸与卵子相会，这种炎症还是会影响到胎儿的发育和健康，轻则使胎动不安，重则导致流产或者早产。

但是这种由念珠菌引起的阴道炎不孕症并不是不可逆的，只要积极治疗，就一定能够实现做妈妈的梦想。

一般情况下，霉菌性阴道炎治疗的关键就是改变阴道的酸碱度，因为念珠菌生长最适宜的 pH 值为 5.5，因此临床上，通常会采用 2% ~ 4% 的小苏打水冲洗外阴、阴道，即可达到治疗的目的。

此外，患者还可以根据中医的治疗原则加以治疗。在治疗上，主要以“补虚泻实、清热利湿解毒”为主，分清虚实，湿热者宜清宜利，治脾宜升宜燥。同时应注意内治外治兼顾，整体与局部结合方能收到满意疗效。

患病较轻者中药外洗治疗，如果实在奇痒难忍，可以将维生素 E 胶囊剪开，用消毒圆头棉签蘸一些涂抹在阴道口，有一定的止痒效果。为大家提供一个中药外洗坐浴小偏方。方剂：苦参 30 克，蛇床子 20 克，地肤子 30 克，白鲜皮 30 克，白头翁 20 克，薄荷 10 克，鱼腥草 30 克。用法：加水 2000 毫升浸泡 15 分钟后，武火煮沸 5 分钟入薄荷，续煎 10 分钟。隔渣倒出药液。趁热熏蒸外阴部，待水变温后坐浴 15 ~ 20 分钟，每日 1 ~ 2 次，连续 10 天。奇痒难耐的也可以冷洗，即药液晾凉了外洗。

病情比较重的患者，除外洗之外，再口服中药方，将生地 15 克、山药 20 克、茯苓 20 克、山芋肉 9 克、丹皮 15 克、丹参 15 克、泽泻 15 克、白花蛇舌草 30 克，一同放入锅中，用水煎，每日 1 次，早晚分服。

最后，有一点需要提醒大家，霉菌性阴道炎是一种可传播的疾病，在游泳池、浴池、公共厕所等，都有可能被传染。而且这种病极其容易反复，所以，为了减少患病的可能，女性朋友在生活中一定要注意以下几点。

第一，游泳、洗澡注意防感染。

第二，袜子与内裤一定要分开来洗。因为脚气、灰指甲是霉菌的重要传染源。

第三，减少高糖食物的摄入，因为摄入糖分过高的食物，会使人体更适用于霉菌的生长。这就是为什么糖尿病患者最容易患霉菌性阴道炎。

第四，保持乐观心态，积极参加体育锻炼。

第五节 积极治疗盆腔炎，还宝宝一个好的生长场所

警惕急性盆腔炎，别让它真正阻碍了你的妊娠之路

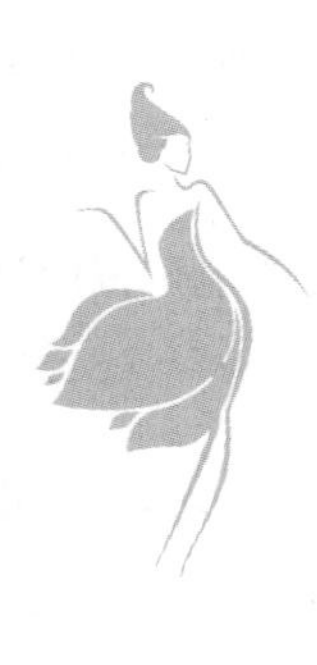

主要症状

急性盆腔炎常表现为下腹隐痛、肌肉紧张、有压痛及反跳痛，伴有心率快、发热、头痛、食欲不振、阴道有大量脓性分泌物等症。

中医疗法

1. 口服中药。
2. 外敷方。
3. 食疗方。

夏梦问诊记

张丽第一次走进门诊的时候，一脸痛苦的表情。她一边按着肚子，一边跟我说："医生，我怀疑自己可能有了妇科疾病，最近这段时间，总是很不舒服。"听着她的话，我说："来，我先给你把个脉吧。"把完脉，我又继续问道："你最近都感觉到哪些不适呢？"

"刚开始就是白带不怎么正常，像脓一样，后来慢慢发现，不单单白带异常，经期也变得很长，以前四天左右，现在都七八天。更重要的是，现在总觉得小

腹疼痛。”张丽说。

“根据你的描述，我怀疑你可能是患了盆腔炎，但是还需要进一步做详细的检查才能确认。”我说道。

后来，我给张女士查了体，又做了分泌物、超声波检查，检查结果真跟我想的一样，张女士患上了急性盆腔炎。

听到这个消息，张女士沮丧地问我：“夏医生，你说这个病情影不影响怀孕？我现在正在备孕期呢！”

“放心，你先把病治好，到时候自然会怀上的，别太担心，我可以给你几个调理的方法……”

夏梦来帮你

急性盆腔炎，是临床上我们最常见的一种疾病。这种炎症，可以是盆腔内部的任何一个组织，如：妇女盆腔内子宫、输卵管及卵巢或其四周的组织等，只要任何一处发生炎症，就可称为盆腔炎。当然，有的时候，炎症可局限于一个部位，也可几个部位同时发炎。

女性一旦患上急性盆腔炎，就会造成严重的后果，最严重的情况就是不孕。之所以急性盆腔炎会导致女性不孕，主要是因为盆腔炎的发病过程常循此进程：阴道炎→宫颈炎→子宫内膜炎→输卵管炎，从而引发输卵管粘连，最终就导致不孕。

因此，当女性患上了急性盆腔炎时，一定要及时采取对症的方法进行治疗。因为一切不积极的治疗，都有可能会导致更多的并发症，或者转为慢性盆腔炎。

一般说来，在治疗急性盆腔炎的时候，若是患者情况不太严重，可以选择吃药或者卧床休息、营养支持等方式进行治疗，但是如果药物治疗无效，或者脓肿破裂，病情较为严重的患者，可以采用手术的方法加以治疗。

当然，除此之外，患者还可以采用中医的方法进行治疗。产后、流产后，或宫腔内手术之后，或经期卫生保健不当，会使邪毒乘虚侵袭导致盆腔炎发作。因此，在治疗的时候，以清热解毒为主，祛湿化瘀为辅。

给大家一个简单的中药小方子，丹皮 15 克、枳实 8 克、蒲公英 30 克、双花 15 克、连翘 10 克、败酱草 15 克、赤芍 15 克，水煎服，分早晚两次餐后服。此方也可用于外敷。

除了方剂之外，患者还可以通过简单的饮食疗法，改善体内的炎症，从而使病情一步步走向好转。如最常用的就是银花冬瓜仁蜜汤，主要是将 20 克金银花用水煎后取汁，再用药汁煎 20 克冬瓜籽仁，15 分钟后放入 2 克黄连、50 克蜂蜜即可。每日 1 剂，连服 1 周。

不仅如此，我们生活中也一定要学会保护自己，远离急性盆腔炎。

第一，做好阴道卫生清洁工作，注意阴道卫生。

第二，保持卫生的性生活，避免经期性生活。

第三，做好避孕措施。

第四，加强运动，上班族女性久坐不动，容易导致盆腔静脉回流受阻，瘀血过多，从而引发盆腔炎症。

第五，合理饮食。冷饮会导致盆腔瘀血不畅，诱发盆腔炎。因此女性在生活中要少吃辛辣生冷的食物，做好小腹保暖。

只要治疗方法得当，慢性盆腔炎也不怕

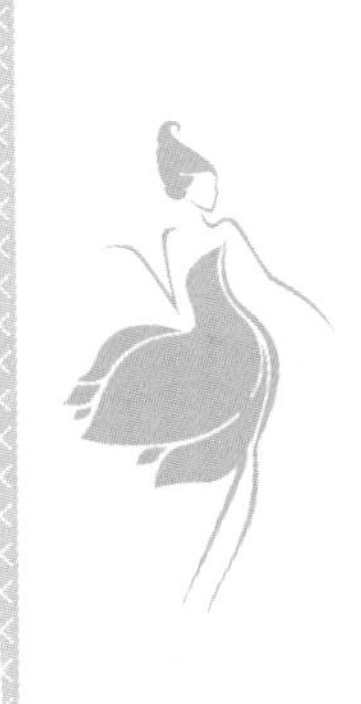

主要症状

慢性盆腔炎常见症状为有时低热，易感疲劳，部分病人由于病程长而出现神经衰弱症状，如失眠、精神不振、周身不适等。还会出现下腹部坠胀、疼痛及腰骶部酸痛，并常在劳累、月经前后加剧。

中医疗法

1．口服中药、中成药。
2．外敷法。
3．灌肠法。

夏梦问诊记

我的印象中，刘小兰是最令我难忘的患者。她惨遭误诊，在治疗过程中走了不少弯路，差一点毁掉了她做母亲的权利。

刘小兰，今年35岁，是一位来自偏远乡村的妇女。生性要强的她，是家里、地里的一把手，但是看似要强的她，背后不知流过多少眼泪。因为结婚多年一直无法生育，让她这些年生活得很沉重。刚开始的时候，她也略感觉身体有异样，下腹坠胀、疼痛等，她都没有当回事儿。后来有一次，她疼得厉害，就去镇上的医院看了看。

但是由于医疗条件有限，医生并未发现病因。就这样，她又回家了。

回到家中，刘小兰想着自己可能是累的，就不再像以前那样拼命。尽管如此，过了一段时间之后，她的症状不仅没有减轻，反而加重了。

刘小兰彻底坐不住了，她心里总觉得不太对劲。

几经辗转，她来到了我的门诊。我首先了解了她的基本情况，根据她的描述，我听出了一些“端倪”。看着她恍惚的神情，我和她开始了“拉家常”的交流。半个多小时后，我又安排她重新做了一个有针对性的检查。结果出来后，令刘女士大吃一惊，原来导致她多年不孕的竟然是慢性盆腔炎！

找到了准确的诊断结果，我对症下药。为刘小兰制定了详细的诊疗方案。一年后，刘小兰来电话，告诉我，她的例假已经快两个月没有光临了，刚刚用试纸检测，发现自己已经怀上了。

夏梦来帮你

慢性盆腔炎，如同毒瘤一样，只要被它盯上，便会与你缠绕在一起。对于女性来说，慢性盆腔炎不仅会让你的腰骶部酸痛难耐、坐立不安，还会使你的小腹坠胀，经常出现腹痛、白带增多、月经异常等现象，最严重的还会引起不孕。

据有关资料统计显示，在所有的不孕患者中，有将近一半的患者与盆腔炎有关。如今，随着社会的发展，因盆腔炎导致不孕的患者在不断地增多。

之所以慢性盆腔炎会造成不孕，主要是慢性盆腔炎容易引起输卵管、卵巢、子宫及周围静脉炎症，从而使得输卵管内层黏膜因炎性反应而粘连、堵塞、闭锁，以致卵子、精子或受精卵的通行受阻，进而导致不孕症。

不仅如此，慢性盆腔炎还会影响卵巢功能，使激素分泌紊乱，从而使卵泡无法正常发育成熟或破裂；同时，盆腔发生炎性改变后，会破坏阴道内的正常环境，降低精子穿透与生存的能力，引发不孕。

慢性盆腔炎危害如此之大，但是，面对这个强大的敌人，我们并不是束手无策。只要采取合理的药物、手术治疗，大部分患者都是可以康复的，都是有机会做妈妈的。

当然，除此之外，患者还可以通过中医的方法进行治疗。一般说来，慢性盆腔炎多由急性盆腔炎治疗不当或错失治疗时机转化而来。中医将其分为湿热瘀结、气滞血瘀、寒湿凝结三种类型，并对症治疗。

湿热瘀结型的患者可选择清热活血汤加以治疗。此方主要由双花 10 ~ 20 克，连翘 10 ~ 15 克，蒲公英、土茯苓和生地各 15 克，丹皮和赤芍各 10 克，红藤、虎杖、益母草和车前子各 12 克，桃仁 6 克组成。

血瘀气滞型的患者可以选择行气活血汤加以治疗。此方主要由香附、路路通、皂刺、当归、川芎和牡蛎各 12 克，木香、郁金、桃仁、红花、元胡、丹参和山甲各 9 克，鸡血藤 15 克，益母草 10 克组成。

寒湿凝滞型的患者可以选择温经活血汤加以治疗。此方主要由小茴香 10 克，干姜、制乳香、制没药、桃仁、五灵脂、香附、牛膝和元胡各 9 克，川楝子和当归各 12 克，乌药、三棱和莪术各 6 克组成。

此外还可以选择中成药加以治疗，如：野菊花栓、妇科千金片、金鸡胶囊、三妙丸、妇科止带片、龙胆泻肝丸（片）、妇女痛经丸、桂枝茯苓丸等。

除了口服，外用药也能起到事半功倍的效果，主要是外敷及灌肠法。方剂为双花 15 克，蒲公英 30 克，丹皮 15 克，赤芍 15 克，皂刺 10 克，当归 10 克，川芎 8 克。

同时，平日一定要养成良好的生活习惯，积极预防，将炎症扼杀在摇篮中。

第一，注意劳逸结合。患者可以学太极拳、太极剑等柔韧的运动，以促进康复。

第二，注意避孕，避免人流。女性在平时一定要注意避孕、同房有节制，并减少人流手术，防止细菌再次侵入，加重病情。

第三，注意饮食调理。慢性盆腔炎的患者在日常饮食中，最好选择高蛋白、高维生素的食物，如瘦猪肉、鸡肉、猪肝、豆腐、水果、蔬菜等。另外，一定要戒掉烟酒、浓茶等辛辣刺激的食物。

不可不防的结核性盆腔炎

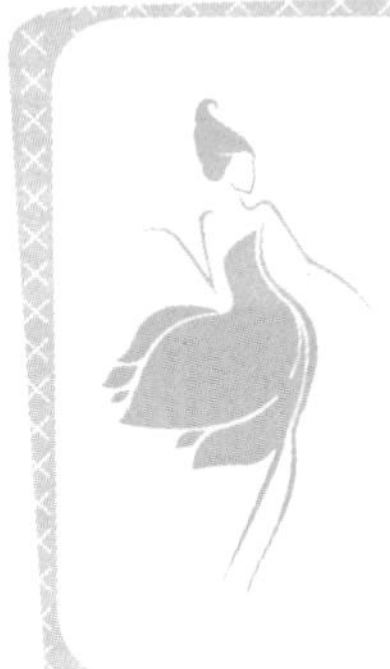

主要症状

不少结核性盆腔炎患者可无症状，有的患者则症状较重，常表现为月经失调、下腹坠胀、不孕，并伴有发热、盗汗、乏力、食欲不振、体重减轻等全身症状。

中医疗法

口服中药。

夏梦问诊记

阿慧是一位舞蹈演员，她有一个相恋多年的男友，但是为了事业，直到32岁两个人才结婚。婚后，阿慧想生孩子，于是就将重心转移到了生活中，但遗憾的是，结婚3年了，她一直没能怀孕。

为此，两个人看过了不少医生，但是都毫无效果。后来才找到了我，当我询问她这几年身体状况的时候，她说："已被腰痛困扰多年，尤其到经期，症状就更加严重，有时候还要借助药物缓解疼痛。""除此之外呢？身体上还有其他不舒服的吗？"阿慧说："平时总觉得疲劳不堪，并且经常发低烧。"

接着我帮她把了脉，又看了舌苔等，然后问及她的过往病史，她说她幼时曾患"肺门淋巴结核"，但不治自愈。后来，在我的建议下，阿慧又做了一些妇科检查。结果发现她的双侧卵巢附件轻度增厚，触之疼痛。输卵管通畅试验检查结果为：通而不畅。盆腔X光平片拍摄报告：可见斑块状阴影。于是我诊断她是“生殖器结核”，也就是“结核性盆腔炎”。

在此，告诫女性朋友几句，大家一定要多关注自己的身体，一有不适尽快就医，尤其是生殖系统上的不适，以免病情加重，引发不孕。

夏梦来帮你

可能对于很多女性来说，“结核性盆腔炎”或者“生殖器结核”这个医学名词非常陌生。正是因为如此，很多女性都觉得这种疾病离自己很远。实则不然，这种疾病出现在很多不孕女性的身上。

生殖器结核是由结核杆菌引起的女性生殖器炎症，又称之为结核性盆腔炎。在临床上，女性生殖器结核是导致妇女不孕症的一个重要因素。但是它又是一种非常容易引起误诊的疾病，因为它的临床表现和卵巢肿瘤、子宫内膜异位症及慢性盆腔炎极为相似，都表现为腹胀、乏力、低热、消瘦等。20 ~ 40 岁的女性易患生殖器结核。

通常情况下，肺部一旦感染结核菌后，在一年后便可上升内生殖器感染，这主要是因为输卵管的黏膜组织结构最容易受到结核菌的感染。感染之后，双侧输卵管会出现积水、串珠、僵硬，甚至被包裹性积液包埋，导致输卵管堵塞等现象，从而使输卵管丧失输送卵子和接受精子的功能，导致不孕。而且，结核性盆腔炎极易导致子宫内膜增厚，使受精卵不易着床。

其实生殖器结核是一种由多种原因导致的综合性妇科病，治疗时难度也比较大。因此，不孕的女性，一旦发现类似于结核性盆腔炎的症状，应该马上去医院检查，千万不要让生殖器结核堵住了你做妈妈的道路。

对于结核性盆腔炎，中医也有一套独特的认识和治疗理论。中医认为患结核性盆腔炎主要是由于素禀薄弱，或因起居不慎、忧思恼怒、房事不节而导致劳倦过度，耗伤阴血，损伤元气，日久不复，病菌乘虚袭人所致，并根据其发病的原因采用辩证的方式进行治疗。

阴虚内热型患者，可采用秦艽鳖甲散加减。此方主要由秦艽 10 克，生鳖甲 15 克（先煎），当归和地骨皮各 12 克，青蒿和知母各 6 克，生龟板 20 克（先煎），生地 20 克，赤芍和玄参各 15 克组成。

气血虚弱型的患者，可采用人参养荣汤加减。此方主要由党参、黄芪各 30 克，当归、白术、茯苓和熟地各 15 克，白芍 12 克，桂圆肉和川芎各 10 克，甘草 6 克组成。

肾阳虚衰型的患者，可采用阳和汤加减。此方主要由牛膝、熟地和巴戟天各 15 克，鹿角胶 12 克（烊化），白芥子、肉桂、炙麻黄各 6 克，杜仲 20 克，紫河车 10 克，泽兰 12 克组成。

此上所有的方剂都是用水煎服，每日一剂，分两次服。

最后，需要提醒大家的是，结核性盆腔炎虽然是可以治愈的，但是疗程较长，且需定期复查，如果病情有变化，建议及时手术处理。同时要注意劳逸结合，加强营养，适当参加体育锻炼，增强体质。

第六节 乳腺病，不可忽视的“备孕无关派”

别怕，乳腺增生也能怀孕

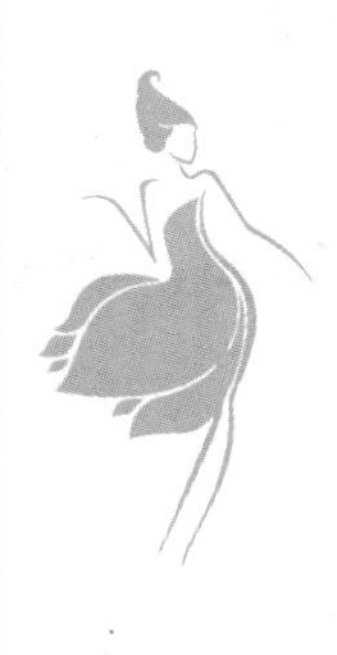

主要症状

乳腺增生主要表现为乳房胀痛或刺痛，可累及一侧及两侧，以一侧偏重多见；乳房肿块，单侧或双侧，单个或多个；常伴有乳头溢液、月经失调、情志改变等症。

中医疗法

1．口服中药、中成药。
2．针灸。
3．食疗方。

夏梦问诊记

当闵女士第一次站在我面前的时候，一副疼痛难忍的样子。她眉头紧锁，我问她：“怎么了？你是哪里不舒服？”她忍着痛说道：“我的乳房很疼，刚刚拿到的体检结果，说是乳腺增生。”

不等我回答，她就告诉我：“真是又胀又疼，里面还有肿块，用手摸还能感觉到。”接着，她长长地叹了一口气，“真是麻烦，以前工作忙得要死，身体还健康；如今，刚刚决定要放放工作，怀孕生子，结果却来了乳腺增生。”

听到她的抱怨，我笑着说道："你可千万不要烦恼了，你不知道，乳腺增生最怕心情不好了，放轻松点儿，绝对对你的病情有好处。"

"真的吗？"

我点点头，并告诉她："我现在就给你开几个中药方子，然后再告诉你一些饮食原则，互相配合，效果是非常好的。"

夏梦来帮你

乳腺增生是一种常见的女性疾病，据有关统计资料显示，约有七到八成的女性都患有不同程度的乳腺增生。但是此病的发病人群越来越年轻化，三十岁左右的女性成了主要发病人群。

乳腺增生主要是由内分泌激素失调导致的乳腺上皮和纤维组织增生。女性朋友们一旦患上乳腺增生，不仅会影响女性的正常生活，严重的还会对怀孕产生一定的影响。

通过多年的临床发现，很多乳腺类疾病也会导致女性不孕不育。因为从中医上来看，乳腺增生多是肝郁气滞、冲任不调所致的，患者一旦患上乳腺增生，还会引发月经不调的症状，从而会对怀孕产生一定的影响。

但是，乳腺疾病引起女性不孕也不是绝对的，这种情况要因人而异。因此女性朋友一旦患上乳腺增生，不要着急也不可盲目猜测，一定要尽早到正规医院接受检查和治疗，避免延误病情。

通常情况下，患者可以采用药物进行治疗，如果遇到个别与乳腺癌不易鉴别的乳腺结节，可以采用手术的方式将其切掉。

相比较于西医疗法，中医治疗乳腺增生也有很大的优势。在中医看来，乳腺增生是由气滞、血瘀、痰凝互结于乳房所致，因此在治疗的时候，一定要坚持以“行气止痛、活血化瘀、软坚散结”为主要原则。

如痰气凝结者，可以选择攻坚散加以治疗，此方主要是由夏枯草、玄参、生牡蛎各 30 克，昆布 15 克，姜半夏、海藻各 12 克，青皮、陈皮各 9 克，三棱、莪术各 6 克组成。用水煎服，或研末后开水冲服。

如肝气郁滞者，可以选择消乳汤加以治疗。此方主要由山楂、五味子各 15 克，麦芽 50 克组成，水煎服，每日 1 剂，日服 2 次。

如气滞血瘀、气阻痰凝者，可以选择乳核饮加以治疗。此方主要由柴胡、白芍、香附和郁金各 12 克，青皮、丹参和三棱各 9 克，夏枯草和生牡蛎（先煎）各 30 克，白花蛇舌草和黄芪各 15 克组成。水煎服，每日 1 剂，日服 2 次。

中成药，如乳癖消片、小金丸、消乳散结胶囊等都是治疗乳腺增生的常用药。

除了内服中药，还可以通过按摩、针灸等方式进行治疗。

按摩首推膻中穴，可以用拇指旋转按揉膻中穴，具体操作可按个人习惯进行。再就是对包块部位的按摩，按揉、点压均可。每天坚持，持之以恒，就会有不错的效果。

针灸穴位可选以下几个穴位。

1. 膻中穴

膻中穴位于两乳头连线的中点，属于任脉，是心包的募穴。本穴位居胸腺的部位，三焦与胸腺相络，可参加机体的细胞免疫，为卫气的表现形式之一。常揉按膻中穴可起到宽胸理气、活血通络、清肺止喘、舒畅心胸等功效，可预防心脏病、乳腺疾病。

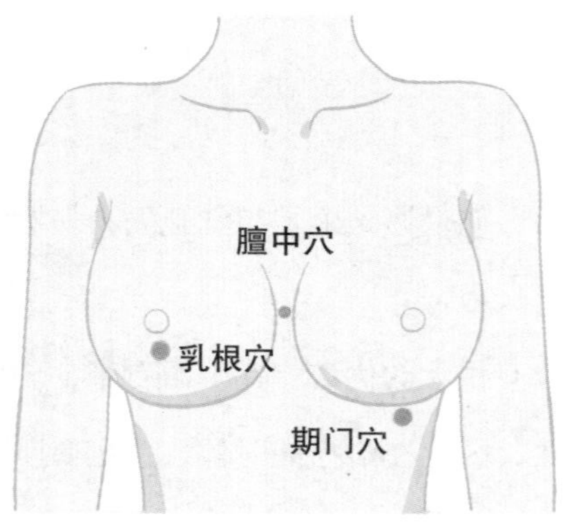

2. 乳根穴

该穴位于人体的胸部，当乳头直下，

乳房根部，第5肋间隙。该穴名意指为乳房发育充实的根本，对乳上部的肌肉物质有承托作用，是乳部肌肉承固的根本。常按此穴，可起到缓解乳胀、乳痛的效果。

3. 期门

该穴位于胸部，当乳头直下，第6肋间隙，为肝经募穴。常按此穴可以疏肝利胆，解郁开胸，预防并治疗乳痈。

其实在生活中，我们还可以通过食疗的方法进行调理，在这里向大家介绍一种常见的食疗法。那就是海带鳖甲猪肉汤，将海带、鳖甲和猪瘦肉各取65克一起煮汤，煮好后，放入适量的盐、麻油即可。每日分两次温服，并把海带吃掉。

最后还有一点要提醒大家，患者在治疗期间，一定要保持良好的心态。这主要是因为乳腺增生往往与劳累、生活不规律、精神紧张、压力过重有关。因此患者在治疗的时候，一定要保持良好的心情。当人的心情好了，卵巢的正常排卵就不会受到干扰，孕激素分泌就不会减少，从而就不会刺激乳腺出现增生。同样，对于已增生的乳腺也会在孕激素的照料下逐渐复原。

乳腺纤维瘤，和受孕“八竿子打不着”

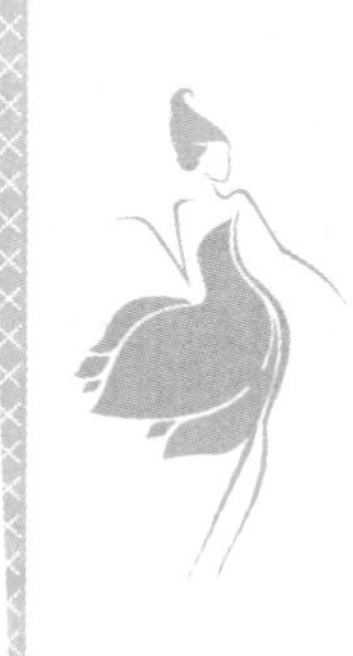

主要症状

乳腺纤维瘤主要表现为乳房无痛性肿块，呈圆形或椭圆形，直径常为 1 ～ 3cm，亦有更小或更大者，偶可见巨大者。一般常为单发，亦可多发，触摸时可有境界清楚、边缘整齐、表面光滑、富有弹性等现象，无压痛，活动度较大，与皮肤无粘连。

中医疗法

1．口服中药方。
2．食疗方。

夏梦问诊记

下班后，突然接到一个陌生的电话，刚刚接通，就传来了欢快的声音：“夏医生，还记得我吗？我是那个小凡，我怀孕了……”虽然每天都要接诊很多病人，但是对这个小凡，我印象特别深刻。她与我年龄相仿，是朋友介绍她来我这里的，我和她经过几次接触，甚是谈得来。

我还记得我俩第一次见面的场景。那天她忐忑不安地来到我的门诊，说：“夏医生，我的乳房最近长了好几个瘤子，刚开始有两个，前天晚上洗澡的时候，突然发现又多了一个。我当时吓坏了，就到医院做了检查。

“检查结果怎么说？”我问道。

“说是什么乳房纤维瘤，”她愁眉不展地说，“医生建议手术，可是我也不太想，怕留个疤影响美观。可是我又结婚好多年了，还打算明年生个小宝宝呢，如今可怎么办才好？”

我接过她的报告，发现她两侧乳房都有纤维瘤，其中一侧长了三个，另一侧有一个。所幸的是，瘤都不是特别大，影响也不太严重。

看到她如此排斥手术，我便建议：“其实除了做手术，还可以通过中药的方式进行调理。我现在就给你开方子，但是有一点，你必须要做到：那就是放松心情。”

听到我的话，小凡很认真地点了点头。

在后来的日子中，小凡一直和我有联系，她告诉我：“我现在很放松，不再纠结，每天都按照你的方法在调理。”

就这样过了好几个月，她给我打电话说：“我去医院复查，发现情况好转了许多。”又过了两个月，我便接到了她怀孕的报喜电话。

夏梦来帮你

每个女人都渴望有一对傲人的双峰。但是很多女人在性感迷人的双峰下面，却隐藏着无数的难言之隐。其中最常见的难言之隐当属乳腺纤维瘤。

提起“瘤”你不必害怕，因为这只是一种良性的肿瘤，且是最常见的一种疾病，患者的乳房中常常出现肿块，但无明显的压痛。女性往往在洗澡或体检时无意中发现。因此，当你在无意中发现瘤子的时候，也不必惊慌、害怕。对此，西医上认为，乳腺纤维瘤其实是因激素分泌旺盛所致。同样，中医上也认为，乳腺纤维瘤多由肝肾不足、精神过于紧张、内分泌失调等原因所致，并不是什么不治之症。

面对乳腺纤维瘤，当然也会有一部分人特别担心，但是越担心越是怀不上孩子。其实怀不上不是因为病情，而是因为思想包袱过重，内分泌紊乱所致的。要知道，通常情况下，乳腺纤维瘤一般对生育是没有什么影响的。但是如果患者因此而担心、害怕、精神紧张，那就不妨先做个手术，放下包袱，然后轻轻松松备孕。乳腺纤维瘤只需要门诊手术就能切除。

当然，如果不愿意进行手术的话，还可以通过内服中药的方式进行调理。

如肝气郁结型患者，可以用逍遥散加减。方子由柴胡、香附各 9 克，当归、郁金、赤芍各 12 克，全瓜蒌、半夏、贝母各 15 克，石见穿和昆布各 30 克组成。

血瘀痰凝型患者，可选择逍遥散和桃红四物汤加减。方子由药用桃仁、红花各 9 克，当归、茯苓、赤芍和穿山甲各 12 克，昆布、莪术、石见穿、生龙牡各 30 克，柴胡 6 克组成。

除了方剂之外，患者可以选择中成药，如小金丹、小金片等。

当然，患者还可以在家通过食疗的方法加以调理，下面我就具体给大家讲讲山药龙眼炖甲鱼如何制作。

先将 1 只甲鱼（约 500 克）入沸水锅烫死，然后剁去头、爪，揭去甲鱼壳盖，抽去气管、内脏，洗净，切成 1 厘米见方的小块备用；之后将 200 克的山药洗净、去皮、剖开、切薄片；然后再将甲鱼和山药片同 25 克的龙眼一同放入炖盅内，加适量的鸡汤（鲜汤）、料酒、葱花、姜末之后，再上笼，用大火炖至甲鱼肉熟烂如酥，取下，加精盐、味精、五香粉及麻油各适量，拌匀即成。

总之，对于任何一位女性来说，乳房健康都至关重要，我们在生活中一定要科学饮食，保持心情舒畅，不乱服用外源性雌激素。养成每月一次的乳房自查习惯，若发现问题，一定要及时去医院就诊。

乳腺囊肿，不影响备孕

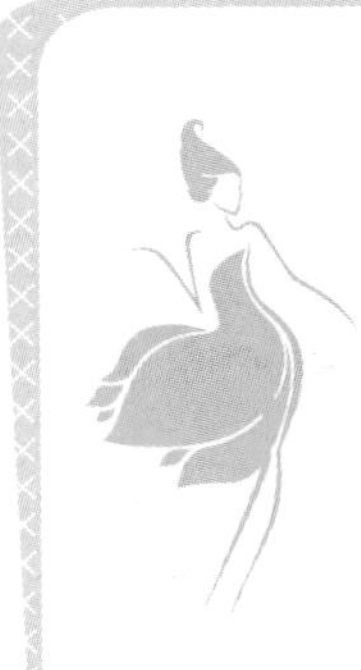

主要症状

乳腺囊肿主要呈圆形或椭圆形，多位于单侧，乳晕区外的乳腺周边部位，边界清楚，表面光滑，稍活动，触之囊性，有轻度触痛。

中医疗法

1．口服中药。
2．食疗方。

夏梦问诊记

我记得第一次看见小玲的时候，她愁容满面。

她还没来得及坐下来，就告诉我："夏医生，前段时间，我发现自己的乳房总是在隐隐胀痛，特别是在例假前后，疼痛得更厉害。后来到了医院，经过检查才发现是乳腺囊肿。"

看着她凝重的表情，我安慰道："没有你想象的那么严重，其实这是一种常见的良性肿瘤……"

我还没有说完，小玲就急着说道："可是我现在正准备怀孕呢！医生也告诉我不用担心，但是我以后是不是就无法母乳喂养了……"

小玲越说越急，差点儿就哭了。

“真的不用这么担心，我可以再给你几个中医调理的方法，你回去之后好好按照方子调理，相信我一定没问题的。”

“这样真的可以吗？”小玲还是有点儿疑惑。

我点点头，告诉她：“肯定的，但是有一点你一定要做到，就是放松心情，少生气。”

夏梦来帮你

乳房对于女性来说，意味着什么？悲观的女人说：“女人没有乳房就相当于慢性自杀。”虽然很消极，但是乳房对女性的重要性可见一斑。在现实中，总有不少女性因为各种原因，给乳房造成了伤害，其中乳腺囊肿就是最常见的一种。

乳腺囊肿也是一种常见的良性肿瘤，好发于 30 ~ 50 岁的女性。因为我们女性的乳房深受荷尔蒙影响，如果荷尔蒙分泌特别旺盛，就会对乳房刺激过量。这样一来，乳房的分泌物也会随之增加，从而就会很容易产生一些水泡，单一水泡叫“水囊”，成串的水泡则是“纤维囊肿”。

水泡小的时候，很多患者不会有感觉，如果囊肿继续发展，大到一定程度，再加上旺盛的荷尔蒙，就会出现疼痛的感觉，甚至可以摸到硬块。对此，很多女性都会感到恐惧，认为这就是乳腺癌，也有一部分女性会纠结在能否怀孕这件事上。其实，这有点儿杞人忧天了。乳腺囊肿不是乳腺癌，只是一种常见的良性肿瘤。它和不孕基本上当数不同世界的事物，根本没有机会相互作用。

因此，当你不幸患上乳腺囊肿的时候，一定要放宽心，别胡乱猜忌。但是放心不等于不采取措施，为了自身的健康，还是有必要进行治疗的。一般情况下，如果是单一囊肿，可以单纯地采用针刺吸液法，就是利用针把水抽出来，即可达到治愈的目的。

如果症状较为严重，可以服用利尿剂、止痛剂、荷尔蒙药物或口服避孕药，以减轻囊肿所带来的不适；如果这些效果都不明显，必要的时候我们还可以通过手术的方法进行治疗。值得特别提醒的是，乳腺囊肿还是有癌变的可能的，所以大家平时应该密切观察，如果有乳头橘皮样变、乳头溢出绿色液体等异常情况，一定要及时就医。

当然，除了这些方法，我们还可以根据中医的治疗原则，进行辨证治疗。

如冲任失调型患者，可以采用首乌地黄汤加减加以治疗。此方主要由山药和枸杞各 15 克，何首乌 10 克，熟地、生山植、浙贝、山茱萸、白芍和积壳各 12 克，炒麦芽 60 克，获术和川芎各 9 克组成。

如肝郁脾虚型患者，可以采用方剂——党参、当归和甘草各 6 克，青皮、白术和丝瓜络各 15 克，苍术 10 克，薏苡仁和炒扁豆各 20 克，厚朴、积壳、木瓜和浙贝各 12 克，炒麦芽 60 克。

除了方剂外，患者还可以采用食疗的方法加以调理，如：天合红枣茶和山楂橘饼茶都是不错的选择。两种茶做起来都十分简单，天合红枣茶就是将 15 克天门冬、8 克合欢花和 5 枚红枣一同放入保温杯中，加沸水泡，然后再加少许蜂蜜即可；山楂橘饼茶，则是采用 10 克生山楂、7 枚橘饼一同放入保温杯中，加沸水冲泡，饮用的时候再调入 1 ～ 2 匙蜂蜜。

最后，还有一句话要提醒大家，那就是在平时一定要做好日常保健，尽量少吃油炸食品，多吃粗粮；生活要有规律、劳逸结合，保持性生活和谐；少生气，保持情绪稳定以及养成良好的生活习惯等。

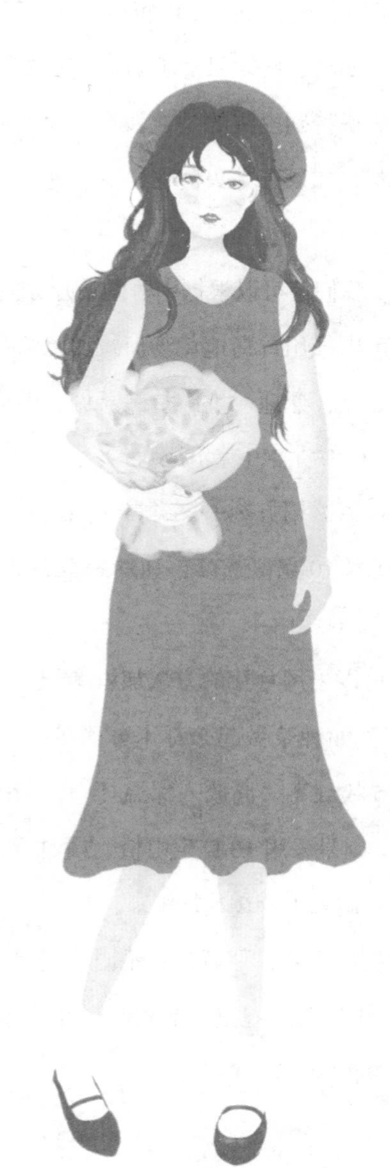

怀孕期间得知有乳腺癌

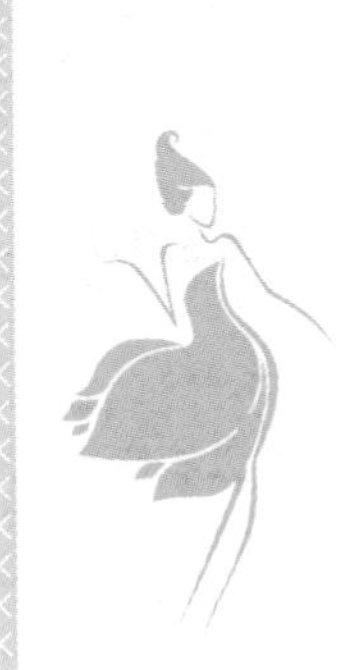

主要症状

早期乳腺癌往往不具备典型的症状和体征，不易引起重视，常通过体检或乳腺癌筛查发现。主要表现为乳腺肿块，单发、质硬、边缘不规则、表面欠光滑，且大部分无痛，仅有少数伴有不同程度的隐痛或刺痛，乳头溢液，皮肤改变，出现“酒窝征”。若是癌细胞阻碍了淋巴管，则出现橘子皮样改变，晚期还会出现皮肤卫星结节；乳头皮肤瘙痒、磨烂、结痂等，伴灼痛，以至于乳头回缩；腋窝淋巴结肿。

中医疗法

1．口服中药。
2．食疗方。

夏梦问诊记

31岁的陈女士怀孕了，经过两年的备孕，她终于怀上了，这个消息让全家人都沉浸在幸福之中。

怀孕之前，陈女士原本属于平胸一族，可是随着腹中胎儿的发育，陈女士的上围也开始暴涨，在孕期五个月的时候，陈女士经常会感到乳房肿胀难受，过来人都告诉她这是怀孕的一种正常反应，根本无须担心。

后来无意中，陈女士发现自己左侧乳房有个肿块，于是她很不放心地来到医院。经过一系列的检查，她被告知得了乳腺癌，必须要住院化疗。

陈女士就是哭着来到我面前的：“夏医生，你救救我吧，医生说我患上了乳腺癌，必须要住院治疗。但是，我现在已经有五个月的身孕了，我很想保住这个孩子，我不能没有她……医生，求求你，一定要让我生下这个孩子。”

看着就要崩溃的陈女士，我特别理解她的心情，如果不流产，就无法进行化疗，病情就可能会恶化。但是陈女士又不想舍去腹中的胎儿。

于是，我给她开了中医方子，让其回家按时调理，并及时跟医院保持联系，一旦出现意外，一定要及时去医院。

此后的这段时间，陈女士总是隔三岔五地向我反馈情况，我心里也很惦记。

庆幸的是，她平安地度过了一天又一天……

一直到38周的时候，陈女士在手术室诞下了一个6斤重的婴儿。同时，医院也在为她安排乳腺癌的手术。

夏梦来帮你

乳腺癌是一种常见的女性癌症，据统计，每8个人中就有1名是乳腺癌患者。我们对乳腺癌一点儿也不陌生，在我们的身边可能就有许多乳腺癌的患者。

但是摆在我们面前的是当乳腺癌遇上怀孕，我们该怎么办。就像上文中陈女士一样，辛辛苦苦备孕多年，好不容易迎来了宝宝，谁知乳腺癌也一同来了，此时，如果发现得尚早，在患者身体条件允许的情况下，我们依然可以顺利生下宝宝；但是如果很不幸，处于乳腺癌的晚期，就只能忍着眼泪终止妊娠了。

那乳腺癌患者做完手术后，还能不能生育呢？对此，以前的看法是，乳腺癌术后的妇女不宜再怀孕，确实希望生育者也得等到5年之后。但是通过最新的研究发现，乳腺癌术后怀孕与不怀孕的妇女在预后上没有什么区别。

可见，如果你遭遇到乳腺癌，不论你是怀孕之前，还是怀孕之后，只要通过合理的治疗，还是有希望能继续怀孕的。但是需要指出的是，对于一些希望生育的乳腺癌术后妇女来说，怀孕时间最早也应在手术治疗两年后。

对于乳腺癌，临床上西医主要通过手术、化疗、放疗、内分泌治疗等多种方式进行，当然，患者还可以根据中医的治疗原则，根据患者的症状、体征采用不同的治疗方案。

冲任失调型患者，可选择方剂：夏枯草和熟地各 20 克，山药和云苓各 18 克，淫羊藿、山萸肉、旱莲草和麦芽各 15 克，泽泻、丹皮、仙茅、芡实和莲子各 12 克，甘草 6 克，栀子 9 克。

肝郁气滞型的患者，可选择方剂：薄荷和柴胡各 9 克，白芍、莲子、郁金、栀子和当归各 12 克，白术、麦芽、芡实和熟地各 15 克，云苓 18 克，大黄 8 克，旱莲草和薏苡仁各 20 克。

气血亏虚型的患者，可选择方剂：党参、黄芪各 24 克，白术、山药和旱莲草各 18 克，五味子 8 克，川芎和香附各 10 克，云苓、熟地和丹参各 15 克，栀子 9 克，阿胶（烊化）、白芍、山慈菇和当归各 12 克。

此外，患者还可以采用简单的食疗法进行辅助治疗。玫瑰茉莉花茶是一种既简单、疗效又好的茶疗法，患者可以将 10 克玫瑰花和 2 克茉莉当作茶叶，用沸水冲泡饮用。

最后，有一点要提醒大家，癌症有三分之一是可以预防的，只要女性从生活各个方面积极加以调理，还是可以起到一定的预防作用的。如：建立良好的生活方式，保持心情舒畅，坚持体育锻炼，养成良好的饮食习惯，不长期过量饮酒等。

第七节 平衡内分泌，留住“好孕气”

雌激素异常，不是备孕路上难以逾越的障碍

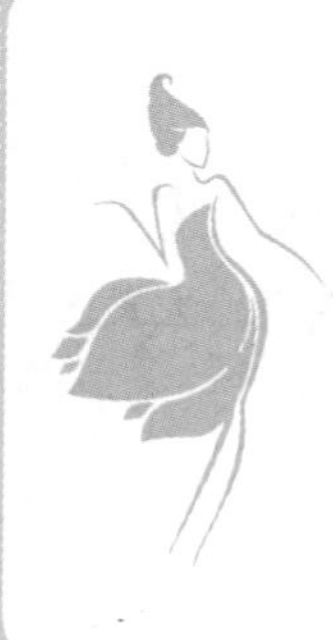

主要症状

雌性激素过低常常会出现潮热、腰酸背痛、皮肤黯淡、精神和神经症状表现异常、骨质疏松、心悸和性困扰等症状。

雌性激素过高主要表现为卵巢功能亢进，如卵巢囊肿；下丘脑——垂体功能亢进；非特异性增多，如甲亢、肝硬化等。

中医疗法

食疗方。

夏梦问诊记

当我看到朱玲的病历单子时，我实在无法将这个年龄和她联系在一起。病例治疗上，明明写着27岁，但从朱玲的整个精神状态来看，远比实际年龄要老得多，精神恍惚，皮肤黯淡无光。

“你先坐下来，我帮你把把脉。”我说道。之后我又看了一下她的舌苔：“你这种状况持续多久了？”她低着头思索了好一阵子才说：“有好长时间了，一直也没当回事儿，平时工作压力太大，天天在电脑前坐着，我的皮肤一天不

如一天，精神状态也不好。两年前，我结了婚，可是在没有避孕的情况下，居然两年都没怀孕。总是感觉不太正常，每次我们的性生活质量也是可以的，持续时间也长，怎么会怀不上呢？”

我安排朱玲做了一系列检查，结果发现，其他一切正常，唯一不足的就是雌激素太低了。

夏梦来帮你

对于女性来说，雌激素给女性带来的好处是任何激素都不能替代的。可以说，女性的一生都离不开雌激素。

正常情况下，女性体内的雌激素都会维持在一定的水平之内，以保证女性的身体健康。但是由于现代女性工作繁忙、生活方式不规律等种种因素，经常会出现体内雌激素过高或者过低等现象。

对于女性来说，体内雌激素过高、过低都不是一个好现象。雌激素分泌过少，会导致月经推迟、稀发、量特少等问题，甚至会影响到怀孕。这主要是因为雌激素具有生长子宫内膜的作用，如果雌激素低下的话，就会对子宫内膜生长不利，内膜太薄，从而无法为怀孕后的孕囊提供充足的营养物质，进而造成不孕。

同样，雌激素过高也不是一件好事，一旦女性雌激素过高，就会导致排卵异常，从而影响受孕。不仅如此，雌激素高还有可能引发子宫内膜增厚或子宫肌瘤等问题。而这些都是影响女性正常受孕的重要因素。

由此可见，女性要想顺利地怀孕，就必须使体内的雌激素维持在一个正常的水平。当然，如果你恰恰是因为雌激素不平衡而导致了不孕，也不要气馁，就赶紧跟着我来调理吧。

如果雌激素过低的话，我们可以采用补充的方式，多吃含有雌激素的食物，如黄豆、蜂王浆、洋葱、葡萄酒、花生酱等，还要坚持晨练，选择太极拳、气功、太极剑、强壮功、广播操等，可有效地辅助改善雌激素偏低引起的各种症状。

下面给大家介绍两个简单的补充雌激素的食疗法——葛根玫瑰茶，葛根 5 克，玫瑰花 2 克，红茶、红花各 1 克，然后将所有材料一同放入水杯中泡水喝，记得用沸水冲泡并加盖闷 5 分钟，每日 1 次。只要坚持一段时间，就可以达到补充雌激素的功效。

还有一种是葛根桂花茶，是利用葛根 5 克，巧梅花 2 朵，桂花、绿茶各 1 克作为原材料，其制作方法与上述葛根玫瑰茶相同。

如果是雌激素过高的话，患者在日常的饮食中就一定要少食用富含雌激素的食物，尽量以“低脂饮食、清淡饮食”为主。

女性生殖内分泌相关检查

1. 促卵泡激素（FSH）——“心之素”

主要功能：促进卵泡发育和成熟。

月经第 2 天或第 3 天测量血液中 FSH 的浓度，可用来预测受孕能力。

FSH 高，可见于卵巢早衰、卵巢不敏感综合征、原发性闭经等。如果 FSH 高于 15mIU/mL，则代表着生育能力较差；如果高于 40mIU/mL，在临床上代表着卵巢功能衰竭，对氯米芬之类的促排卵药无效。

FSH 低，提示下丘脑垂体轴机能异常，可见于多囊卵巢综合征、垂体功能障碍引起的闭经、Sheehan 综合征、肾上腺肿瘤、卵巢肿瘤等。FSH 值低，也可见于雌孕激素治疗期间。

2. 促黄体生成素（LH）——“肾之素”

主要功能：促使排卵，在 FSH 的协同作用下，形成黄体，并分泌孕激素。

LH 升高，见于多囊卵巢综合征、绝经后妇女、卵巢早衰、更年期综合征、垂体或下丘脑肿瘤、卵巢发育不全、Turner 综合征。

LH 降低，可引起不育，见于垂体功能障碍、Sheehan 综合征、垂体切除、肥胖性生殖器退化综合征、神经性厌食及使用雌激素后。

FSH 与 LH 在月经周期中呈“同步变化”，常同时检测。

FSH 和 LH 基础值为 5 ~ 10IU/L。

若 FSH 和 LH 水平很低，说明是垂体功能不足；若 FSH 和 LH 正常或增高，说明垂体没有问题而是卵巢本身的问题，存在卵巢功能早衰的可能性。

3. 催乳素（PRL）也称泌乳素——“肝之素”

主要功能：促进乳腺的增生、乳汁的生成和排乳。

正常的哺乳和对乳房的机械刺激也能导致 PRL 的释放。

身体和情绪的应激反应、低血糖、睡眠也可引起 PRL 升高。

PRL 在妊娠中期对胎儿的发育和成长，特别是对胎儿肺的形成有重要作用。

育龄妇女血清 PRL 增高可引起“非产性”溢乳、闭经及月经失调等。

PRL 过高的原因有：甲状腺机能减退、垂体或下丘脑肿瘤、肾功能衰竭、手术、服用某些药物（雌激素、利血平、甲基多巴、安宁、酚噻嗪等）、性交等。

PRL减低的原因有：垂体机能减退、Sheehan综合征、服用某些药物（溴隐停、多巴胺等）。

催乳素过高，不仅可导致月经量少或闭经，而且可以引起溢乳及脑垂体腺瘤。

4. 雌二醇（E2）——“性之素”

主要功能：促使第二性征发育、乳腺管增生、子宫发育、内膜生长、阴道上皮增生角化等。

中医学谓之癸水中的阴水，前人亦称之为肾水，《傅青主女科》曰“经水出诸肾”“肾中水火俱旺则月经多”“肾中水亏火旺则月经少”。

卵巢瘤或妊娠都可能表现雌激素水平过高；如果雌激素偏低，则可能是发育不良、卵巢功能低下、卵巢早衰、席汉综合征。

正常月经周期中，卵泡早期 E2 约为 183.5pmol/L（50pg/mL），排卵前达第一个高峰，排卵后迅速下降，黄体期形成第二个高峰，维持一段时间后，黄体萎缩时下降至早卵泡期水平，即来月经第 3 天应该为 91.75 ~ 183.5pmol/mL（25 ~ 50pg/mL）。

基础 E2 ＞ 165.2 ~ 293.6pmol/L（45 ~ 80pg/mL），无论年龄与 FSH 如何，均提示生育能力下降。

基础 E2 ≥ 367pmol/L（100pg/mL）时，卵巢反应更差。

5. 孕酮（P）——“孕之素”

孕酮卵巢的黄体分泌的孕激素。

主要功能：抑制子宫收缩，使子宫内膜由增生期转变为分泌期，为受精卵着床及发育做准备。

女性体温随月经周期而变动。在清晨、空腹、静卧时测量体温（基础体温）发现，排卵后升高 0.5℃左右，在整个黄体期一直维持此水平。由于体温在排卵前较低，排卵后升高，故可将这一基础体温改变作为判定排卵日期的标志之一。

正常情况下，卵泡期血 P 一直在较低水平；排卵前出现 LH 峰时，P 分泌量开始增加；排卵后血 P 浓度迅速上升；黄体成熟时（LH 峰后的 6 ~ 8 天），血 P 浓度达高峰，然后不断下降，月经前期达最低水平。

黄体中期（月经周期28日的妇女为月经第21日），P＞16nmol/L（5ng/mL）提示排卵，P＜16nmol/L（5ng/mL）提示无排卵。

排卵后期血P值低，提示黄体功能不全、排卵型功能失调性子宫出血。

6. 睾酮（T）——“阳之素”

主要功能：促进阴蒂、阴唇和阴阜的发育，对雌激素有抵抗作用。

血T值高，叫高睾酮血症，可引起不孕。患多囊卵巢综合征时，血T值也增高。

中医观点：孕激素和雄性激素均属阳的范围，亦可谓之阳水。《女科经纶》陈良甫曰：“经云女子二七而天癸至，天为天真之气，癸谓壬癸之水，壬为阳水，癸为阴水……”是以阴水与阳水不可分离，若阳水过盛则易导致肥胖、多毛，阳水过少则宫寒、气化不利、血行不畅，可致月经失调、痛经、崩漏、不孕等。

这里，还要再介绍一下抗苗勒氏管激素（AMH）。

性激素六项最好是在月经来时的第2～3天抽血检查，因为性激素六项的值在不同时期是不同的。而AMH水平不受周期变化影响，任何时间抽血检查均可。

女性卵巢中的卵泡数量越多，AMH值的浓度越高；反之，当卵泡随着年龄及各种因素逐渐消耗，AMH浓度也会随之降低。接近绝经期时，AMH值趋于零。

正常值：2～7ng/mL。

小于1.26ng/mL，高度提示卵巢储备降低、卵巢早衰。

甲状腺激素异常，控制后再受孕

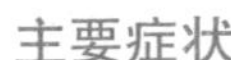

主要症状

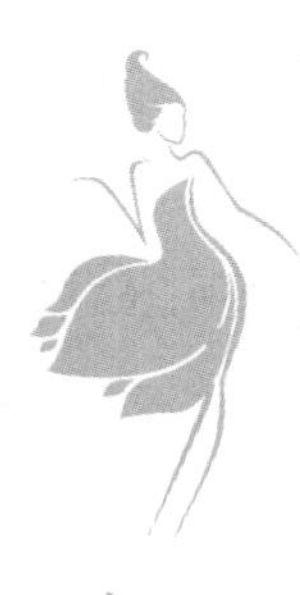

甲状腺激素分泌过少，也就是我们常说的甲状腺功能减退，主要表现为：面色苍白，眼睑和颊部虚肿，怕冷，皮肤泛黄，表情淡漠，记忆力差、智力减退、反应迟钝，全身皮肤干燥、增厚、粗糙多脱屑，非凹陷性水肿，毛发稀疏、脱落，手脚掌呈萎黄色，体重增加，少数病人指甲厚而脆裂。严重者还会出现心率缓慢、心音低弱、食欲减退、便秘、腹胀等症状。甲状腺激素分泌过多则可出现高代谢症候群，神经精神症状，如兴奋多动、失眠、狂躁、抑郁；心血管系统症状如心悸、胸闷、气短；消化系统症状如食欲亢进、多食消瘦；血液系统症状如贫血；泌尿生殖系统症状如女性月经稀发或闭经，男性乳房发育或阳痿；肌肉骨骼系统症状等。

中医疗法

食疗法。

夏梦问诊记

今天，我在网上和一个以前的患者聊天，她说："我正在为即将出世的宝宝编织一件天蓝色的绒线衣。"话里藏不住她欢快的心情，因为这个情景她一直憧憬了4年，直到今年她才终于实现了这个愿望。

我至今还仍然记得她刚来门诊的时候，那一天她难过地对我说："医生，你说怀孕就真的那么难吗？我们努力了整整一年了，不止一次到医院检查，我们都很正常，可是为什么就是怀不上呢？”我给她把了脉，又仔细检查了一下，后来问道：“你的经期怎么样，规律吗？”“好像有点儿不规律，但是检查了也没有什么不正常的。”她肯定地对我说道。“那甲状腺激素呢？有查过吗？”我接着问道。“甲状腺激素和怀孕会有关系吗？我们县城的医生没让检查这个。”她不相信地问道。

看着她怀疑的神态，我郑重地给她讲明了其中的道理。等她查完甲状腺功能，结果真的是甲状腺激素分泌异常。之后，在我的建议下，经过1年的治疗后，她顺利怀孕了，兴奋之余，她创建了自己的博客，将自己的怀孕经历写在上面，并收集了许多甲状腺与不孕的相关知识……

夏梦来帮你

如果你已经备孕6个月且各方面检查都很正常，还没有怀孕成功，那么，你就应该去医院确认一下你的甲状腺功能是否正常。在现实中，很多女性往往会忽略掉这一点。

即便我提出来要大家去查查甲状腺激素，很多人也会纳闷：为什么女性一旦甲状腺激素分泌出现异常，就会导致不孕呢？这是因为甲状腺是人体内分泌系统的重要组成部分，甲状腺分泌的激素是帮助组织和器官里的每个细胞准确地发挥作用必不可少的。如果患者的甲状腺激素分泌出现了异常现象，无论是过多还是过少，都会影响大脑、心脏、胃等多个器官，当然，也包括子宫、卵巢等器官。要知道，子宫、卵巢直接影响了女性的生育力。因此，甲状腺激素分泌异常，就会严重扰乱女性的内分泌，引起月经失调、排卵障碍，进而导致不孕。

因而，对于不孕的女性来说，在检查的时候，一定不要忘记检查甲状腺功能。如果真的是这样，也无须担心，只要坚持按时服药，必要的时候还可以通过手术的方式进行治疗。

当然，除此之外，还可以通过饮食的方式进行调理。其中最常用的就是芝麻拌海带和紫菜萝卜汤。芝麻拌海带，患者可准备水发海带350克、芝麻100克，还有适量的白糖、醋、味精、橄榄油。先将芝麻放入锅中，用小火微炒，至芝麻发香即可；然后将海带洗净，切丝，用大火蒸15分钟，最后，放入味精、醋、白糖和橄榄油，撒上芝麻，拌匀即可。

而另一道食疗方紫菜萝卜汤则需要准备萝卜500克、陈皮6克、紫菜50克，然后将所有材料加适量水煎煮，每日1剂，吃萝卜和紫菜，喝汤。

促甲状腺激素（TSH）

正常范围：0.3 ~ 5.0mIU/L。

若TSH > 2.5，容易甲减，一方面不宜怀孕，另外也容易引起自然流产、胎停育、孩子智力低下、产后抑郁等问题。

增高：原发性甲状腺功能减退、伴有甲状腺功能低下的桥本病、外源性促甲状腺激素分泌肿瘤（肺、乳腺）、亚急性甲状腺炎恢复期。摄入金属锂、碘化钾、促甲状腺激素释放激素可使促甲状腺激素增高。

减低：垂体性甲状腺功能低下、非促甲状腺激素瘤所致的甲状腺功能亢进，以及摄入阿司匹林、皮质激素及静脉使用肝素可使促甲状腺激素降低。

多囊卵巢，并非意味着不孕

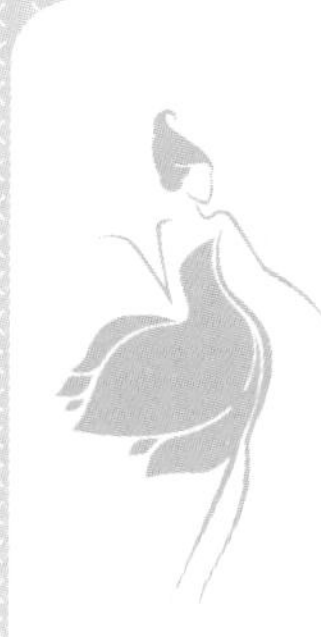

主要症状

多囊卵巢主要表现为月经紊乱，出现闭经、稀发和功血等现象，卵巢多囊样改变，并伴有肥胖、不孕、抑郁等症状。

中医疗法

1．口服中药。
2．饮食调理。
3．生活调理。

夏梦问诊记

李小姐是一个外企的白领，结婚已经5年有余。刚结婚的时候，她并没有想要孩子，只顾着在事业上打拼。经过三年的打拼，李小姐的事业已经小有成就，如今，她考虑要个孩子了。可是，随着职务升迁，李小姐的工作压力越来越大，经常熬夜加班，身体也越来越胖，月经也逐渐不正常了，就这样备孕一年多肚子也没有动静。

她就是在这种情况下走进我的门诊的。我记得那一天她早早地就在我的诊室前等候了，她一进门，就愁眉苦脸地向我诉说着不孕的痛苦。“你先过来，我帮你简单查一下。”经过脉象、舌质等一系列的问诊，我问道：“你最近这两年可觉得自己有什么变化吗？”“变化？”李小姐很吃惊，很快就陷入了沉思，过了很久，她才说："不知道变胖算不算，除此之外，也没发现有什么不舒服的地方。""变胖了，你的生活习惯没有改变吧？例如饮食。""没有啊，我也很纳闷，饭量还一样，工作也一样，怎么就突然变胖了。"李小姐也是一脸疑惑。"查过激素吗？""没有……"

经过一系列详细的问诊，我建议她去做激素、B超、子宫内膜等相关检查。经检查发现：囊状卵泡较多、双侧卵巢呈多囊性的增大等。

到此时，李小姐才明白自己的不孕，原来是多囊卵巢惹的祸。后来在我的建议下，李小姐经过了一段时间的调理，终于如愿以偿地怀上了宝宝。

夏梦来帮你

多囊卵巢综合征是育龄妇女最为常见的生殖内分泌疾病之一。中医上通常将其定位为月经不调、症瘕、闭经。此症主要以慢性无排卵和高雄激素血症为特征，其病因甚多。中医认为肾虚、痰凝、血瘀、肝郁、阴虚皆可导致多囊卵巢，但是在临床上，多囊卵巢患者多为肾虚血瘀型，并伴有痰湿或肝郁。另外，基因遗传病、环境和情绪也会诱发该症。临床上，主要表现为月经周期不规律、不孕、多毛和痤疮。因此，如果你是一位长期月经稀发和闭经的女性，一定要警惕患多囊卵巢的可能。

我对以往的病例做了个统计，发现在众多不孕的女性中，有很大一部分属于多囊卵巢综合征。的确，这是一种育龄期女性最常见的内分泌紊乱性疾病，是引起不排卵、不孕的主要原因。

因此，面对多囊卵巢综合征，你必须立刻行动起来，除了去医院进行治疗外，你还需要马上进行调理。

1. 生活调理

患者一定要注意自己的起居，养成一个良好的作息时间，适当地运动，进行减重，但是千万不能过于劳累。

2. 中药调理

对于临床上最常见的肾虚血瘀型多囊卵巢，可以采用补肾促排卵汤加以治疗。此方主要由熟地、菟丝子各 15 克，山茱萸、白芍、当归、黄精、枸杞子、女贞子、肉苁蓉各 10 克，何首乌 20 克，陈皮 5 克组成，水煎服，连服 7 ~ 14 天。除此之外，中成药调经促孕丸有补肾健脾、养血调经之功效，也是治疗多囊卵巢综合征的常用药。自月经周期第五天起连服 20 天，无周期者每月连服 20 天，连服三个月或遵医嘱。

3. 饮食调理

卵巢囊肿的患者在饮食中尽量选择高蛋白、低糖的食物，少吃肥肉、奶油、全脂奶、油炸等含有氢化脂肪酸以及饱和脂肪酸的食物。另外，患者最好多吃一些黑色的食物，因为黑色的食物最能滋阴补肾。

在这里，我向大家推荐两个食疗的方子。第一个就是将适量的粳米、炒扁豆、山楂、红糖一同放入锅中煮粥。每天坚持食用 1 次，每月坚持服用 7 ~ 8 天即可。第二个就是将适量的川芎、鸡蛋和红糖一同放入锅中，加适量的水煎煮，待鸡蛋熟后取出来去壳，再将鸡蛋放入锅中煮片刻，去药渣，加红糖调味即可。患者要吃蛋喝汤，每天坚持 1 次，每个月坚持连服 5 ~ 7 天。

4. 心理调理

患者在进行调理的时候，一定不要忽视心理调理。放松心情，用积极的心态面对治疗，这才是战胜病魔的关键。

卵巢囊肿，那也不必绝望

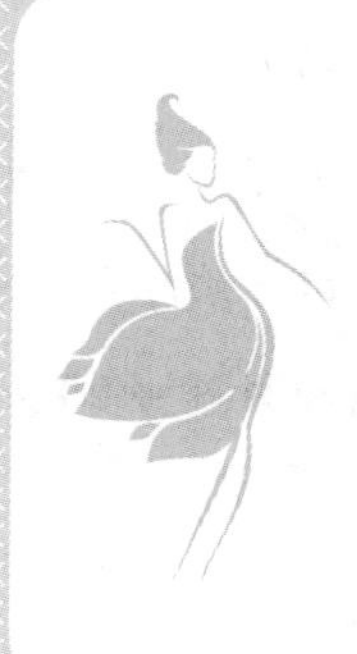

主要症状

卵巢囊肿主要表现为中等大以下的腹内包块，有可动性，往往能自盆腔推移至腹腔。一般无触痛，但如有感染等并发症，则不仅包块本身有压痛，甚至出现腹膜刺激症状、腹水等。

中医疗法

1. 口服中药。
2. 食疗方。

夏梦问诊记

陈女士今年29岁，已经结婚1年多了，在没有避孕的情况下，一直没有怀孕。

她一脸憔悴地出现在我的诊室里，说道："医生，我最近痛经得厉害。""痛经多长时间了？以前有过吗？"我问。她想了一下，回答："没有，结婚前月经很正常，每个月都按时来，也没有多痛。痛经是在结婚6个月后才出现的，刚开始每个月只是推迟5～6天，后来就渐渐地出现了痛经、乳房胀痛等症状。"接着，陈女士又问道："医生，我一年多不曾怀孕，是不是和这个痛经有关？"

"先不要着急，我给你把把脉。"之后我又查了她的舌苔，发现有瘀点、苔黄、脉弦细略涩。这时我心里大概有底了，为了更加明确诊断，我又建议她进行了B超检查。结果，发现她左侧卵巢有囊肿（6.1厘米 ×4.0厘米）。

在陈女士接受治疗期间，她曾三次到医院进行检查，我发现她的囊肿在一天天变小。直到治疗结束后的三个月，陈女士打来了报喜电话，她的妊娠试验呈阳性。

夏梦来帮你

卵巢囊肿也是一种常见的妇科疾病，属于肿瘤的范围，但是基本上均为良性。通常情况下，各种年龄均可患此病，以 20 ～ 50 岁女性最为多见。

在女性备孕的道路上，卵巢囊肿是一个拦路虎，因为卵巢囊肿可以影响卵巢，造成输卵管不通，从而对怀孕不利。通过我们对不孕患者不孕的原因做分析，发现有 40% 的不孕患者的病因是卵巢囊肿。当然，即便是侥幸怀孕，也会因为卵巢囊肿，使子宫受到挤压，从而诱发流产或者早产。

即便如此，当女性在备孕的时候，遭遇到了卵巢囊肿，也一定不要绝望、不要害怕，及时去医院进行有效的针对性治疗才是最佳的选择。就我在临床诊疗的经验，一般情况下卵巢囊肿是不影响怀孕的，所以可以先受孕，等生产结束后再做治疗。卵巢囊肿剥除术在一定程度上也伤害我们卵巢中的正常卵子，处理不当，容易导致卵巢早衰，所以手术仍需谨慎。

除手术外，我们还可以通过中医的方法进行治疗。中医认为卵巢囊肿属于“症瘕”范畴，主要由气滞血瘀、痰湿内阻所致，因而在治疗的时候，一定要坚持以“活血化瘀、软坚散结消肿、祛湿、补气”为主要的原则。

这里为大家提供一种方剂，由海藻和赤芍各 12 克，当归和昆布各 15 克，白芥子、三棱、莪术、桃仁和路路通各 10 克，制南星和炮山甲各 6 克，夏枯草和丹参各 20 克组成。用水煎服，连煎三次，共煎药液 600 毫升，每次服 200 毫升，每日 3 次，饭后半小时服用，10 次为 1 个疗程。1 ～ 2 个疗程之后，B

超检查，若有疗效，可继续服用。注意，孕妇禁服。

其次，我们还可以根据中医的原则进行食疗。我们最常用的药膳就是菱角薏米花胶粥和山楂黑木耳红糖汤。菱角薏米花胶粥，就是将 500 克菱角、150 克花胶（鱼肚）、半个陈皮、适量薏米分别洗净，然后用清水浸透花胶，直到泡发开，切块，菱角去壳取肉，之后，在锅内加适量清水，大火烧开后，再放入所有材料，等再次烧开时，改中火继续煮，直到薏米开花成稀粥，入食盐调味即可。山楂黑木耳红糖汤也是一款常用的食疗汤，主要是将 100 克山楂洗净、用水煎 500 毫升，50 克黑木耳先泡发，然后将其放到山楂汁中，继续用文火煨烂，加入 30 克红糖即可。每日可服 2 ~ 3 次，5 天服完，连服 2 ~ 3 周。

最后，还需要指出的是，患者要坚持日常调养，如平衡饮食，适当地加强运动，科学地作息，和谐进行性生活等。

第四章

无病难孕，就是要从内到外改变你的生活方式

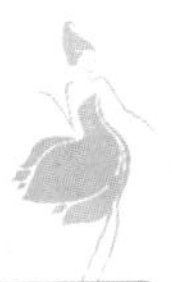

怀孕，原本是一件自然而又简单的事情，但是很多女性却刻意把这件简单的事情变得复杂，给原本很轻松的事情戴上了重重的枷锁，于是，越想怀孕，就越是得不到。殊不知，一次偶然的放松，一个看似无准备的准备，却能给你带来意外的惊喜。

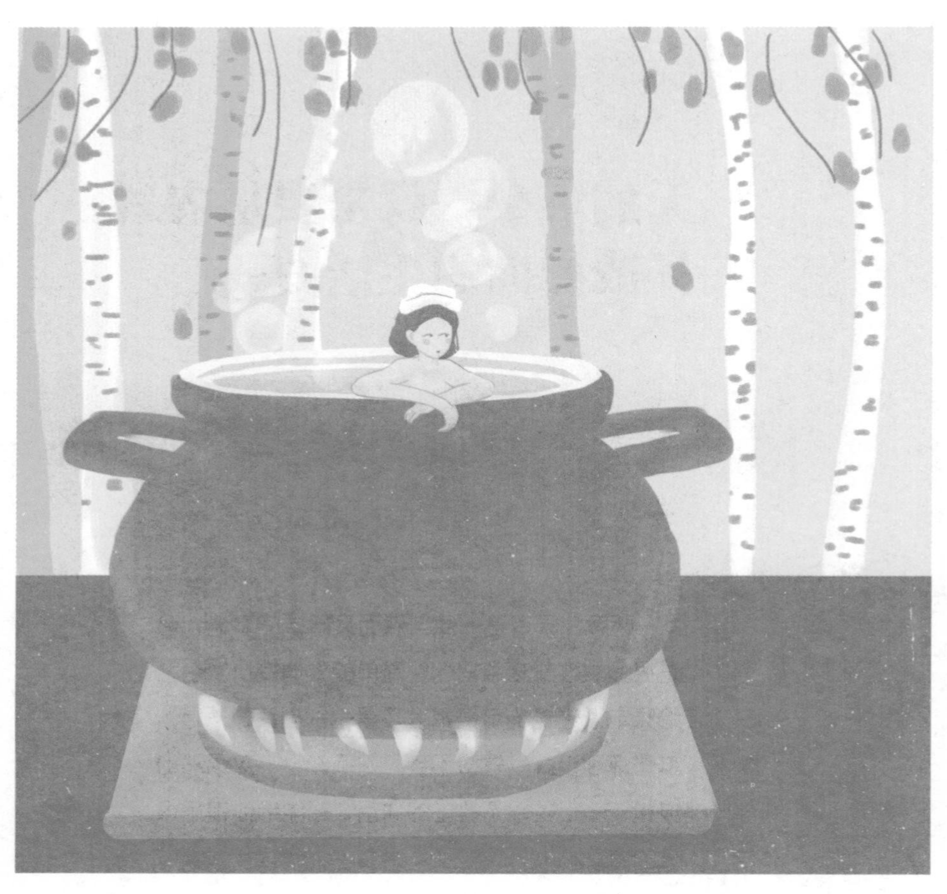

你是爱，是暖，

是希望，

你是人间的四月天！

——林徽因

第一节 心态好是怀孕的一剂好药

夏梦问诊记

一次，我收到一封邮件，是一个陌生的女人发来的。内容如下。

夏医生，我觉得自己快要崩溃了，我常常说："宝宝，你要是再不来，妈妈就快要变成神经病了。"

两年前，我和老公走进了婚姻的殿堂，在别人眼中，我是一个幸福的小女人，老公家庭条件很好，公公婆婆都退休了，老公自己经营着一家公司。婚后，全家人都把目光聚焦在了我的肚子上。

可是两年过去了，在全家人的热切期盼下，我一次又一次失败了。为此，我生怕落得公公婆婆的责怪，平时他们越是关心我，我就越觉得心里有愧，每次都不敢正面面对。就这样，我一面纠结于公婆的热情款待，一面私底下向别人请教怀孕的经验。

测体温，验尿，尝试各种怀孕姿势，甚至寻找各种利于受孕的时间……只要是有一丝丝机会，我都愿意去尝试一把。特别是在自己监测排卵的几个月里，我一直心情紧张——怕早上醒晚了没时间量体温、测排卵，怕监测到了排卵时间但碰巧老公出差了……

后来的日子，我日日沉浸在求子的痛苦中，脸上的笑容越来越少。后来，我发现公婆不似往日关心，老公也渐渐出现焦虑情绪……于是我开始整夜的失眠。

日子就这样一天天过去了，我也一天天走到了崩溃的边缘。我特别不明白，为什么检查结果一切正常，但却总是怀不上孩子。等我忙过这一段，我一定要去北京找您看病。

夏梦来帮你

生个宝宝到底难不难？恐怕很难有统一的答案。许多初尝禁果的少女，一次就中奖，在她们看来，怀孕太简单了；而对于备孕四五年的人来说，怀孕则比登天还难。

怀孕虽然只是一个自然的生理过程，但是决定怀孕这件事的却不是生理的专利，在很大程度上，怀孕还会受到心态的影响。在备孕中，长期紧张、焦急的情绪，会影响身体的内分泌水平，从而影响到受孕。

据统计，很多女性在备孕的过程中，经常会出现各种各样的负面心理，主要有以下几种。

一是焦虑、急躁。有些女性面对多年不孕会焦虑和急躁，这样一来，就会影响到排卵，造成恶性循环，从而导致不孕。

二是恐惧、紧张。有些不孕的女性，常常出现精神过度紧张，对性的刺激较敏感，有性交痛，无法进行正常的性生活等现象。一旦精神过度紧张，女性正常的荷尔蒙、男性的性功能都会出现障碍。

三是悲观、抑郁。由于受到一些封建思想的影响，不少女性误认为自己就是不能生育，自己得的就是“不治之症”，对治疗及生活丧失了信心。

可见，怀孕不仅仅是一场生理战，还是一场心理战。任何一名女性，要想打赢这场仗，就一定要懂得“心理战术”，必须要保持轻松愉快的心情。

具体说来，当患者面对不孕的时候，一定要放下心中的包袱，告别以下这几种心理。

1. 求子心切心理

求子心切，时刻担心自己不能正常受孕，这样只会适得其反，越想要孩子就越会影响受孕机会。

2. 长期不孕的紧张心理

有一些女性朋友备孕很久都没有成功，就怀疑自己得了不孕症，十分紧张，于是就开始病急乱投医。要知道越是长期这样紧张，就越难以怀孕。

3. 讳疾忌医不敢面对

至今，仍然有很多女性认为不孕不育症羞于启齿，她们往往不敢去看医生，觉得这是一件丢脸的事情。这是错误的。一定要到医院进行科学系统的检查，然后再对症下药。

中药调理对不孕不育至关重要，有很多不孕不育的夫妻在经过中药调理之后顺利怀孕。所以，如果夫妻双方身体一切正常，但又久久不孕的话，建议早早接受中医治疗，及时调理身体。

第二节 想怀孕，营养很重要

身体健康，才有源源不断的幸福

夏梦问诊记

当李女士站在我面前的时候，我突然生出满满的心疼感。她真的太弱不禁风了，说她是林黛玉一点儿也不为过。

李女士结婚两年了，做过很多项检查，结果都是正常的，她和丈夫努力了很久，但就是怀不上。李女士虽然没什么大的毛病，但从外表来看，明显是体质虚弱。我问她："你平时身体怎么样？"听到我的问题，她长叹一口气，说道："我体质比较差，平时只要有流行性感冒，肯定都少不了我。"

听到她的话，我给她把了把脉，查了舌苔，发现她确实有肾虚、血虚、脾虚等现象。后来我告诉她："你现在回去先把自己的身体调养好，等到你的身体好了，怀孕自然也就不成问题了。"我给她开了三个疗程的中药，又给她说了平时要注意的事项，让她回去好好照着做。半年后，李女士带来了好消息，她怀孕了。

夏梦来帮你

想生一个健康的宝宝，是每一个女人的愿望，但是现在很多女性的身体都处于亚健康状态，并不适宜孩子的生长。要知道，母体好比是土壤，孩子就是一颗种子。种子要发芽、健康生长自然离不开肥沃的土壤，一旦土壤贫瘠，即使种子再好也无济于事。

可见，在备孕的过程中，准妈妈们的首要任务就是将自己的身体调理好。女性只有拥有一个良好的身体状态，才有希望怀上并生下一个聪明健康的宝宝。那么，女性在备孕的时候，应该从哪几方面调理自己的身体呢？

1. 饮食调节

在备孕的时候，女性一定要注意把身体调养好。身体调养好了，你才会产出健康的卵子，才能拥有健康的受精卵，从而才可保证有一个更强壮的身体来让宝宝栖息。所以怀孕的前半年，女性朋友就必须开始调养自己的身体了。

2. 运动调养

要经常参加体育锻炼，应首选一些可增强体力和造血功能的运动，如跑步、散步、打球、健美操、游泳、跳舞等。

3. 养成科学的生活习惯

起居有时、娱乐有度、劳逸结合，养成健康的生活方式。不熬夜，拒绝偏食，拒绝零食、烟酒等。

4. 尽量少使用化妆品

爱美是女人的天性，很多女性有化妆的习惯。在众多的化妆品中，隔离霜、粉底、美白祛斑霜等都是含铅量极高的化妆品。如果女性长期使用这类化妆品，势必会影响受孕，即便是侥幸怀孕，也会因为妈妈体内含铅量太高，造成宝宝多动、智力低下、贫血等。所以，从开始备孕起，女性就一定要少用这些含铅化妆品。

5. 不要过度减肥

瘦是每个女人都想要的，但是太瘦却是不利于怀孕的，太瘦就会气虚体弱，不适合胎儿生长。所以，女性一定不要过度减肥。

叶酸，可预防神经管畸形

夏梦问诊记

前几天我接到一个网友的来信，在信中她问道："夏医生，我想问一下，补充叶酸有什么讲究吗？我今年打算怀孕，所以早早地去药店买了叶酸片，可是吃了三个多月，我也没有怀孕，我还应该继续吃下去吗？还有我听别人说很多蔬菜也都是可以补充叶酸的，在双重作用下，叶酸会不会补充得过量呢？"

夏梦来帮你

在孕前要补充叶酸人人皆知，但是为什么要吃叶酸？怎样来补充叶酸？补充多少才算合适？未必人人都懂。今天我就来给大家说一说关于叶酸的知识，让大家明明白白补叶酸。

叶酸是女性在备孕前必须补充的一种维生素，它是一种水溶性 B 族维生素，虽然身体对其需求量并不大，但是宝宝的生长发育却离不开它。据一项医学调查发现，孕前服用叶酸 1 个月以上，就可以使胎儿出生缺陷的发生率减少 50%。尤其是能大大降低胎儿的神经缺陷，要知道在受孕 1 个月后卵胚已可能存在神经缺陷，所以要想预防这一缺陷，在怀孕前 3 个月就要开始服用叶酸。不仅如此，大量的医学证明，如果在怀孕期间不注意补充叶酸，还会影响到胎儿的眼、口唇、腭、胃肠道、心血管、肾、骨骼等器官的生长发育。

既然叶酸对于胎儿如此重要，补充叶酸就刻不容缓，但是该如何去补呢？

有人坚持认为从食物中获得叶酸才最安全，这种想法是好的，但事实上，在备孕期间，仅仅靠食物来获得叶酸是很难达到身体的需要量的。虽然叶酸广泛存在于多种食物中，理论上可以满足需要，但是并不是食物中含有多少叶酸，人体就能吸收利用多少，况且，食物在制作过程中，叶酸也会有一定的损失。因此，在备孕期间，仅仅靠食物补充叶酸还是远远不够的，最好还是通过营养素补充剂补叶酸。

但是需要注意的一点是，虽然服用叶酸对胎儿的发育有好处，但并不意味着越多越好，如服用过多，就会影响到维生素 B_{12} 的吸收。如果维生素 B_{12} 缺乏得不到治疗，也会导致不可逆的神经损害。可见，万事万物都要讲究一个“度”字，备孕女性在补充叶酸的时候，亦是如此。

当然，此刻也许很多人会心中生疑，因为怀孕不是一件可以计划的事情，很多时候往往已经在备孕，补充了 3 个月的叶酸，但还是没有怀孕，此时，该继续补充还是就此停止呢？其实这一点完全不必担心，只要掌握每天 0.4 毫克的安全剂量，即使长期服用也不会产生不良反应。

最后，给大家介绍一下天然的叶酸存在于哪种食物当中。通常来说，富含叶酸的食物主要有动物肝脏、肾脏、绿色蔬菜（菠菜、小白菜、苋菜、韭菜）、鱼、蛋、谷类、豆制品、坚果等。另外，柑橘类水果中叶酸含量也较多，并且相比较于其他蔬菜、肉、蛋类食物，在食用水果类食物的过程中叶酸损失少，是补充叶酸的首选。

要想身体好，还要吃得对

夏梦问诊记

张女士第一次来到我的门诊的时候，她告诉我，她已备孕半年，孩子没怀上，倒是长了一身的肉。原来身高 1.63 米的张女士，刚刚结婚的时候体重仅有 90 多斤，是人人都羡慕的苗条美人。婚后，她和老公也开始了造人计划，听家里的老人说，怀孕之前一定要把身体养好，这样才能怀上一个健康的孩子，而且将来也有力气生孩子。

于是，张女士狠下心来，一心一意为了怀孕，把什么美丽全都抛至脑后，每天在婆婆汤汤水水的滋补下，身体越发地圆润起来了。但是，遗憾的是，身体虽然圆润了起来，可是肚子却依然毫无音信。

夏梦来帮你

其实，在我们的身边有许多这样伟大的女性，为了怀孕，置自己的美貌、身材于不顾，为了孕育出健康的宝宝，就开始没有节制地补充营养。怀不怀得上，我们且先放到一边，如此肆无忌惮地补充营养，就真的好吗？想宝宝健康，积极储备必要的营养无可厚非，但是储备营养也不是随随便便、不顾一切地乱补，要知道补充营养也是有讲究的，盲目地补充只会使体重超标，导致受孕率下降，反而得不偿失。

因此，对于积极备孕的女性朋友来说，在备孕期，应做到科学补充，即注意饮食全面、均衡，为孕育宝宝补充各种营养元素。

下面，我们就来一起学习下，备孕期女性应该怎么补充营养。

备孕中，妈妈的营养需求知多少

备孕期，准妈妈若想顺利地怀上宝宝，在饮食上一定要了解备孕的营养需求，合理搭配。

1. 多吃蛋白质丰富的食物

蛋白质对宝宝的成长有很大的好处，有利于宝宝成长得健康聪明。所以，备孕期间准妈妈一定要多吃富含蛋白质的食物，如：肉类、蛋类和鱼类，以及含碘的食物，如紫菜等。

2. 营养要均衡

备孕期间，补充营养很重要，但均衡营养更重要，肉类、谷物、蔬菜、水果、坚果等都要有适当的补充。

3. 维生素要足量

维生素是孕妇不可或缺的元素，与将来宝宝爱不爱活动有着密切的关系，因此，在备孕期，一定要多食用新鲜的瓜果和蔬菜。

4. 补充叶酸

叶酸能降低胎儿无脑、脊柱裂等神经管畸形，所以，女性在备孕期，一定要坚持服用叶酸。

5. 饮食要合理

备孕期，饮食不一定要精、多，而是要合理，荤素搭配合理，坚持少吃多餐。在饮食中，务必摄入含有蛋白质、脂肪、糖类、纤维素、无机盐（包括微量元素）

和水等人体所必需的营养物质。

不可忽视的备孕爸爸营养需求

要知道，关于备孕，你不是一个人在战斗，你的营养固然重要，但也不要忽视你的另一半，准爸爸在饮食上也应该有所注意。

1. 营养均衡的饮食

要想生一个健康的宝宝，就必须要有优质的精子。因此，男性在备孕期，一定要多选择富含蛋白质的瘦肉、鸡蛋、鱼类、乳类、大豆制品等食物。

另外，要想男性生殖系统维持正常功能，就一定要重视对锌、钙、磷、铁等矿物质和维生素 A、维生素 D、维生素 C 等维生素的补充，可以多食用牡蛎、牛肉、鸡肝、鸡肉、蛋类、猪肉和花生等含锌比较多的食物，且多食用鱼、虾等含有丰富的钙质的食物。

此外，如果男性有性功能障碍，可多食用一些温补肾阳的食物，如羊肉、牛肾、韭菜、虾、鳖甲、淡菜、猪蹄、山药、莲肉、栗子等。

2. 戒烟戒酒，戒除恶习

大多数男性都有吸烟、喝酒的癖好，而这一癖好恰恰是影响精子质量的主要原因。因此，在备孕期间，男性一定要戒烟戒酒。

第三节 性爱的频率和姿势，对受孕有影响

夏梦问诊记

小徐是一个风风火火的备孕女性，她和丈夫都属于事业型的人，而且工作时间毫无规律可言，经常加班、出差，可以说，经过几年的折腾，两个人的身体状况都不是很好。

结婚三年之后，小徐和丈夫决定开始“造人计划”，无奈多次努力都失败了。

一天，她来到我的诊室，询问我：“夏医生，你说怀孕咋就这么难？我和丈夫努力了那么久，结果却是白白辛苦一场。”我一边听着她的抱怨，一边看着她在各大医院的检查结果，各项指标都正常，好像没什么大问题，给她把脉后我发现她体质比较虚弱，需要调理一下。我问她：“你是不是比较累？”她一边点头一边说道：“可不是，我和老公不在同一个城市工作，为了怀孕，每个周五晚上，我都要乘七八个小时的火车到老公所在的地方，然后周日晚上再回来，如果我不去，就是老公回来，每个周末都能累死，比上班还累。”

听着她的话，我问道：“这么疲惫，那你们还能进行性生活吗？”

“当然能，而且一定要能，每次我们都很努力。”

“那你们的性生活质量呢，会不会因此受到影响？”

小徐说道：“还可以吧，时间也挺长的。不但如此，我们每次还会选择最容易受孕的姿势。”

说完这些，小徐又不自信地问了一句："夏医生，按道理说我们每周都有两次性生活，这样一算，次数也不算少啊，怎么就一直怀不上呢？"

听到这里，我语重心长地说："其实，你们俩之所以不孕，就是因为没有正确地认识到性爱与怀孕这件事。如今，你们俩这样来回折腾，身体吃不消。尽管你们保证了性爱频率，讲究性爱方式，终究还是因为状态不好无法受孕。"

后来，我给她开了调养的中草药，让她回去按时喝，并且按我说的做，不要急于求成，先调整好身体状态，怀孕就是顺其自然的事情了。

小徐听进去了我的话，辞去了原本的工作，在丈夫的工作所在地，又找了一个相对轻松的工作，并且每隔一段时间就来我这里调理一下，后来她的身体越来越好，半年之后顺利怀孕了。

夏梦来帮你

生活中有很多小徐这样的备孕女性，为了早日怀孕，只是一味地认为，有了性爱，就会有结晶。殊不知，在怀孕这件事情上，性爱也是一门学问。

1. 要想受孕成功率高，就要在性爱质量上下功夫

要想实现高质量受孕，就必须重视性生活的质量。这是因为性生活质量提高了，才能更加顺利地怀孕，才能使日后的小宝宝更健康、更聪明。

那么，作为备孕期的夫妻，应该如何提升性生活质量呢？

首先，最好选择在身心俱佳的时候进行性生活。身心俱佳，即身体无疲劳，心情很愉快。只有在身心状态最佳的时候，体内才会分泌出大量的酶、激素及乙酸胆碱等，而这些则能使女性的体力、智能最佳，能促使夫妻性生活和谐，更有利于受精卵的形成；否则，若是夫妻都身体疲惫、心情低落，此时进行性

生活，受精卵的形成、着床和生长就会受到阻碍，即使勉强能够怀上，还会出现胎萎、流产甚至胎儿的脑神经发育不良等现象。

其次，要注重女性的性高潮。女性只有达到性高潮，才会增强阴道中精子的运动能力，使精子容易进入，才更加有利于受精卵的合成。

2. 要选择最容易的受孕方式

在夫妻之间，性生活是一项重要的情爱活动，但性生活必须尊重科学，讲究一定的方式和体位，否则，就有可能导致不孕。

那么，什么样的体位最容易受孕呢？年轻的夫妻总是不拘一格，喜欢尝试各种新鲜的方式，但是最终容易受孕的却是传统的“男上女下式”，这种体位，女性两腿屈起，阴道稍缩短，与子宫腔成一直线，这样一来，精液既不易外流，又能很容易迅速进入子宫颈口，从而有助于受孕。其次，后位式也是很不错的，可以确保精液尽可能地接近女性子宫。

性爱之后，为了更好地怀孕，女性还必须要尽快躺下，屁股下垫一个枕头，双脚搭到高处。否则精液容易流出阴道，减少受孕的机会。

3. 要注意选择合适的时间

就受孕的机会而言，性生活最好紧紧围绕排卵期，这样一来才最易受孕。因此，女性朋友一定要坚持测量基础体温，掌握自己的排卵期。

如何知道自己的排卵期？下面有三个方法。

（1）推算法

通常情况下，如果月经周期正常，女性可根据自己以前的月经推算排卵，一般是在下次来月经前 2 周左右（12 ~ 16 天）排卵。

（2）测基础体温

当女性排卵时，体温会出现一个波折，当基础体温处于升高 0.3℃ ~ 0.5℃水平时，最容易受孕。

（3）排卵测试纸

确定月经周期，从月经周期第 11 天开始测试，每天一次，排卵试纸出现阳性比较容易受孕。

掌握好排卵期之后，一定要选择最佳的时间受孕。据研究发现，一天中下午 3 点到 7 点才是最佳的受孕时间，早上次之，晚上最不合适。因为晚上是夫妻最疲劳的时间，况且精子的质量、数量也是在下午达到高峰，所以女性也是在此时间段最容易受孕。

4. 要注意性生活频率

备孕的小夫妻们都必须要明白，只有在排卵期性生活，精子与卵子才可能相遇。否则，房事再多，也是“义务劳动”。不仅仅如此，性生活太过于频繁，还有可能使男性的精液质量发生变化，如精液量减少、密度降低、活动率和生存率下降等，这样一来，只会造成一种恶性循环。

想要怀上小宝宝，夫妻可按平时一周 2 次左右进行性生活即可，当然在排卵期可以适当增加。但是需要记住的是，即使处于排卵期，也不宜一天一次性生活。研究表明，排卵期性生活频繁时受孕机会也不是太高，反而在排卵期隔几天性生活的受孕概率最高。

第五章

孕期小问题，夏梦来帮你

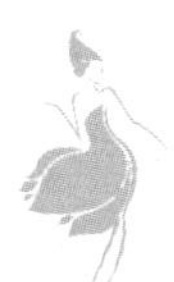

怀孕，神秘而调皮，它总是会趁着你没有防备，给你一个意外的惊喜；它也会在你苦苦追寻的时候，调皮地和你玩着捉迷藏的游戏，甚至会调皮地跑到别的地方……就这样，原本一件水到渠成、自然而然的事情，却总会激起意外的小浪花。面对这些，我们该怎么办呢？

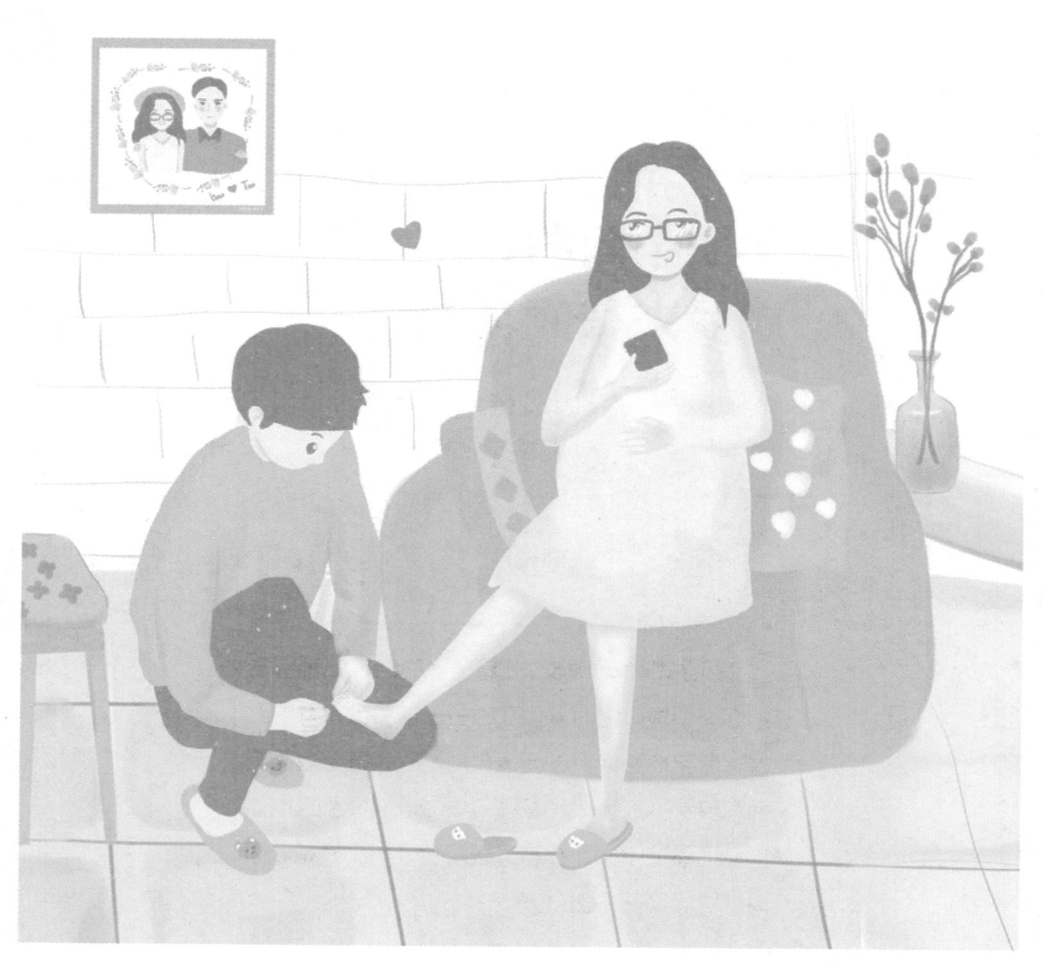

第一节 不要轻易做人流

若非情非得已，千万不要做人流

夏梦问诊记

半年前，白富美小雅遇到了一位高富帅，两人一见钟情，在相处的日子里感情日益深厚。

花前月下的海誓山盟总经不起现实的考验。当激情慢慢退却，小雅发现男友竟然是花花公子一枚，身边莺莺燕燕太多，自己不知道是他的第几个。

虽然小雅的心已被他俘虏，但还是理智战胜了情感，她果断选择了分手。虽然爱情之花枯萎了，但是小蝌蚪却潜伏宫中发了“芽”。

分手半个月后，小雅发现自己的“大姨妈”突然失约了，她忐忑不安地来到医院，发现自己竟然怀孕了。她苦笑着，命运真的给自己开了一个玩笑，走到这一步，她没有别的选择，只能选择做人流。

夏梦来帮你

一位患者曾经对身边的朋友感叹道：“如果还没结婚，再怎么爱那个男人，也一定要他戴避孕套。”这位患者之所以会发出这样的感叹，是因为她的惨痛教训：人流多次、卵巢早衰。

以前，可能很多人会觉得做人流手术是一件难以启齿的事情，即便是已婚女性，提起人流也是躲躲藏藏，不想被人知道，未婚女性就更怕被人知道了。可是如今，随着社会的开放，现在很多女性朋友都将人工流产当作很平常的一件事情，只要是意外怀孕，就会马上想到人流。在她们看来，人流似乎不是避孕失败后的补救措施，而是一种避孕方式。

对于女性而言，偶尔一次人流，身体还尚能接受。如果屡次人流，就会给身体带来无法挽回的伤痛，比如不孕。

因为人流次数太多，会伤到子宫内膜，人流一次，内膜就会变薄一点儿。如果子宫内膜太薄了，就无法保证受精卵的着床，就会造成不孕。即使受精卵侥幸着床，但也会因为子宫内膜太薄，无法提供足够的营养，造成习惯性流产。不仅仅如此，人流作为一种手术，还会造成一定的感染或是引发各种各样的妇科炎症，从而导致女性继发性不孕。

除此之外，关于人流手术可能有一点大家还都不清楚，人流手术属于盲操作。虽然只是一种小手术，但它不像其他手术那样，医生是可以看见自己的操作的，人流手术是靠着医生的感觉来操作的。即使再熟练的医生也会有失手的时候，很有可能会因为操作不慎引发一些并发症或后遗症，如吸宫不全、子宫出血、子宫穿孔、子宫内膜异位症、子宫发炎、不孕症等。

由此可见，人工流产并不是解决烦恼的最佳方法，甚至是一件非常可怕的事情。因此，除非情非得已，否则一定要慎重做人流手术！

习惯性流产，保胎有讲究

夏梦问诊记

小燕和老公一起来到我的诊室，小心翼翼地坐下，说道：“夏医生，我这次来是因为担心习惯性流产。”她这么一说，我便明白了她为何这般小心翼翼。据她所言，自己曾有过两次习惯性流产的经历。年初的时候，小燕又怀孕了，家人是既高兴又担心。为了避免悲剧再次发生，平常的时候，她是能坐着则不站着，能躺着就不坐着。家里人把小燕当成瓷娃娃一样呵护着，可是小燕却一直在担心。怀孕两个多月的时候，她发现自己的阴道偶尔会出血，她害怕极了，就和老公来到了医院。

我帮她检查了一下，发现小燕腹中的胎儿良好，她的阴道出血并不是流产的征兆，可能是心理太紧张的缘故。知道并不是先兆性流产后，小燕和家人长长地松了一口气，紧锁的眉头也渐渐舒展开了。

接着，小燕又问道：“医生，像我这种情况，该如何保胎才能顺利地度过孕期呢？”我看了看她之前的病例，根据她的情况，给她制定了一套保胎方法。七个月后，小燕在医院平安地产下一名男婴。

夏梦来帮你

对于大多数女性来说，怀孕令人期待，孕育小生命的过程是非常神圣的。

因此，一旦怀孕了，妈妈们无不是小心翼翼，期待一切顺利。然而，总有一些女性在怀孕时期会出现阴道出血、下腹疼痛、先兆流产等意外现象。

面对这突然而来的意外，我们一定要学会“安胎”，当然，这里所说的安胎并非是卧床不起，而是注意多休息、放松心情、禁止房事、吃些易于消化的食物、听些轻松的音乐等。具体说来，我们可以从以下几方面着手。

1. 生活规律

习惯性流产的孕妇与普通孕妇不同，一定要尽量24小时卧床休息。此外，孕妇还应注意衣着，衣服应宽大舒适，腰带不宜束紧，下床要穿平底鞋。要养成定时排便的习惯。

2. 合理饮食

健康的饮食对于安胎的作用非常大。孕妇在选食物的时候，一定要坚持“富含各种维生素及微量元素、易于消化”的原则，如多食豆类、蛋类、蔬菜、水果、肉类等。

3. 注意个人卫生

孕妇要特别注意阴部清洁，最好每晚用温水清洗，以防止病菌感染。另外还应勤洗澡、勤换内衣，但不宜盆浴。另外还有一点要注意，在洗澡的时候一定要保暖，千万不要着凉。

4. 保持心情舒畅

研究认为，一部分女性的自然流产与其中枢神经兴奋有关。因此，孕妇在安胎的时候，一定要注意调节自己的情绪，尽量保持心情舒畅，避免紧张、烦闷、恐惧等，尤其不能大喜大悲、大怒大忧。

5. 慎房事

对有习惯性流产经历的女性来说，在怀孕期间，一定要注意性生活。一般说来，在妊娠3个月以内、7个月以后应避免房事，习惯性流产者更应如此。

6. 定期做产前检查

孕检在整个孕期中都有着举足轻重的作用，因此，孕妇一定要定期进行产前检查。

怀孕早期需要查血 β-HCG 和孕酮。女性受孕后，从受精日第 9 ~ 11 天起即可测出血中 β-HCG 升高，在妊娠的前 8 周增值很快，以维持妊娠。在大约孕 8 周以后，β-HCG 逐渐下降，一般来说数值达到 8000 ~ 10000 就比较让人放心了。但是，血 β-HCG 增长过快也有宫外孕的风险，所以在可以通过 B 超提示宫内妊娠前，我们都不可以掉以轻心。

另外，密切观察孕酮的数值变化，如果孕酮过低，也容易引起先兆流产。

怀孕超过 40 天做 B 超，月经周期的女性就可以确认是否是宫内妊娠。怀孕 50 天左右做 B 超，一般来说就可以看到胎心胎芽了。

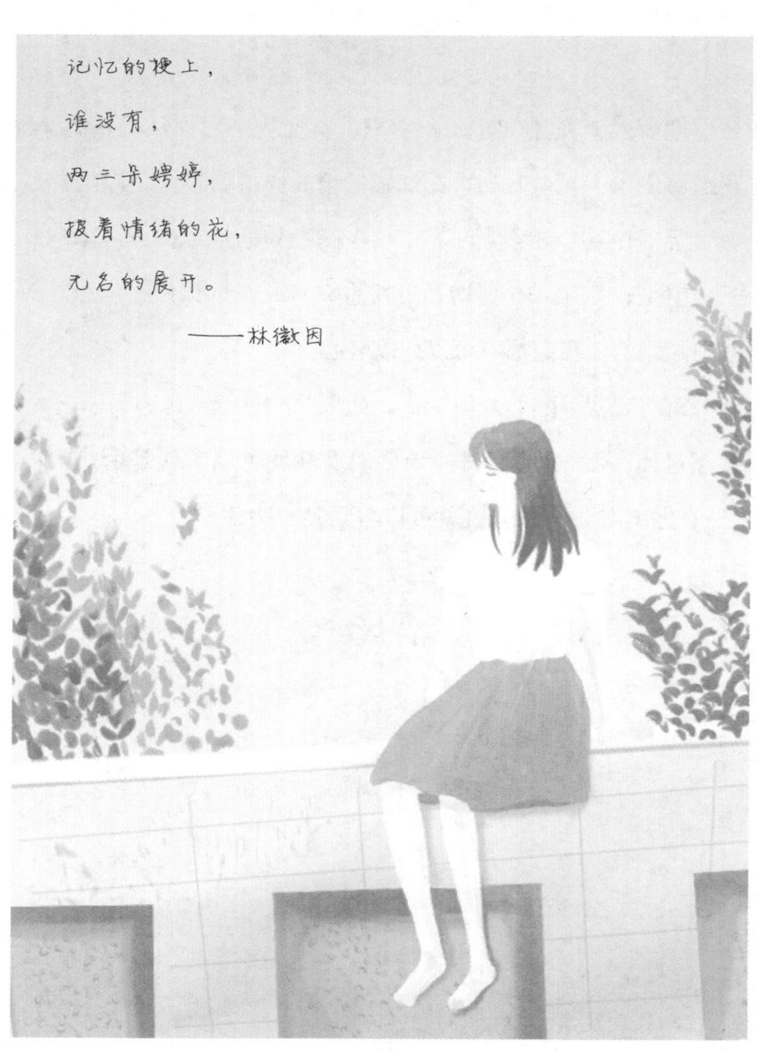
记忆的梗上，
谁没有，
两三朵娉婷，
披着情绪的花，
无名的展开。
——林徽因

人流后半年才可再孕

夏梦问诊记

今天，接到网友小裴的一封来信，她向我咨询了一个问题：流产后，多久可以再孕？并且在信中，小裴还讲述了自己的故事。

小裴是一名老师，参加工作后一直处于忙碌的状态，一转眼成了28岁的姑娘。今年2月，她和丈夫结束了四年的爱情马拉松，走进了婚姻的殿堂。婚后一个多月，新婚的甜蜜还未退却，小裴就怀孕了，全家人都沉浸在快乐的期待中。

但是，事情并没有想象的这般顺利，或许是工作太劳累，怀孕60多天后小裴就自然流产了。对此，小裴非常伤心。

婆婆说先养好身体，等过两个月再要一个。可是小裴明明记得医生告诉她，流产后若想再怀孕，至少也得半年以后，可是婆婆却认为不用那么长，两三个月后就行了。甚至还有亲戚说，马上再怀也没关系……

虽然小裴相信医生的话，但也架不住婆婆等过来人的各种建议，于是她给我写信，诉说了自己的苦恼。

夏梦来帮你

“人流后多久方可再次受孕？”随着人流手术的日益普遍，这个问题也逐渐成为女性朋友们最关注的话题。对此，大家众说纷纭，有人认为只要养好了，随时可以怀孕，也有人认为过两三个月即可，当然还有一些人觉得还是休养一年半载再怀孕比较好……

究竟哪种说法更对呢？我们先来分析一下。人流容易导致气血两虚，肾气亏空，这其实是对母体的一种损伤。流产之后，身体必须要经过一段时间的调养，才能恢复到正常的状态，如子宫内膜的修复、卵巢正常排卵的恢复、正常月经的恢复以及气血的恢复等都是需要一定时日的。

这主要是因为人体从怀孕的那一刻开始，生殖系统就会发生相应的变化，进而引发全身各系统都随之发生变化。一旦出现流产，怀孕被迫中断，全身各系统的所有的变化就会戛然而止，要想恢复到以前的样子，就必须经过一段时间。

可见，人流手术之后，身体各个机能尚未恢复到正常水平，此时不是怀孕的最佳时刻。当然，如果在短时间内强行受孕的话，子宫及身体其他机能没有完全恢复，即便是受精卵着床了，也会再次出现流产。如此一来，就会形成反复流产，不仅影响女性的健康，还会增加治疗的难度。

所以，亲爱的女性朋友们，人流手术后一定不要急于受孕，一定要先给身体和生殖器官一定的时间，待其得到充分的休息、调养，功能得到恢复后，才可进行再次受孕。这一过程一般最少需要 6 个月。

另外，流产后如果短时间内再次受孕，卵子的质量就有可能相同，尤其是对于那些因孕卵异常或患病所致的流产，携带的基因也可能相同，那么，再次发生流产的概率就会增加。

因此，为了保障母子的健康，孕育优秀的下一代，即使你再盼子心切，人流手术后也不要操之过急，一定要将身体养好，待一年半载后再怀孕也不迟。

第二节 宫外孕很凶险，预防措施要做好

宫外着床，就是一个要流氓的受精卵

夏梦问诊记

陈女士是被丈夫匆匆送到医院的，丈夫说陈女士是痛经疼得受不了了。我一见状便上前，问道："哪里不舒服？是小腹吗？"她一边捂着肚子，有气无力地回答道："是的，医生，已经持续疼了三四天了。"

"你平时月经正常吗？"我接着问道。"正常，平时都挺正常，但是这次月经迟迟没来，我以为这是来月经的前兆，可今天实在疼得不行了，只好来医院了。"

凭医生的直觉我知道她可能不是痛经那么简单。我当即安排她做了B超，结果显示"宫外孕"，而且还有严重的盆腔炎。好在陈女士来得及时，要是再晚一些，后果不堪设想。

夏梦来帮你

怀孕，原本是一件美好的事情。但是这美好的事情总会出现点"意外"。有人说"宫外孕是个'美丽'的错误，是在正确的时间出现在了错误的地点"；

也有人说“宫外孕就是‘一颗要流氓的受精卵’宫外着床”……

爸爸的“精子”与妈妈的“卵子”在输卵管相识、相结合，形成受精卵。之后，这个小家伙原本应该顺着输卵管回到妈妈的“子宫”里安营扎寨，然后开启神奇的人生旅程。但是总有这样“坑娘”的孩子，他们调皮捣蛋，偏偏不回子宫，到处乱跑，在子宫之外的地方“安家”。这就是我们所说的“宫外孕”。用医学上的术语就叫作“异位妊娠”。也就是说，怀上了，但怀在了不该怀的地方。

受精卵不回子宫，以输卵管为家，这是一种非常危险的情况。一旦遇到这种，就必须马上到医院接受治疗，因为输卵管管壁薄，且不会像子宫那样随着胚胎的发育而逐渐变大。因此，在狭小的空间内，随着胚胎的发展，很有可能引起输卵管破裂，进而发生内出血。

在临床上，我们一遇到这样的情况，就会根据患者的病情而选择非手术治疗或者手术治疗法。对于治疗，女性朋友完全不必担心，并且在完成宫外孕治疗之后的女性也可以再次成功受孕，只是最好在怀孕50天后做一次B超检查，判定是宫内妊娠还是宫外孕，以消除忧虑。如果您曾经因为宫外孕而切除了输卵管，仍然可以通过试管婴儿的方法成功当妈妈。

对于女性来说，宫外孕这场意外很可怕。那么，我们该如何减少这种意外的发生呢?

1. 要注意个人卫生，避免炎症发生

女性一定不要小觑妇科炎症，尤其是在经期、产后等特殊时期，此时身体的抵抗能力比较弱，很容易被炎症找上门。

2. 要及时、彻底地治疗炎症

妇科炎症在治疗的时候，一定要彻底，否则如果治治停停，反复发作，可能会成为慢性炎症。

3. 避免多次做流产手术

多次流产不仅会造成子宫内膜变薄，还会增加附件炎、盆腔炎的概率，从而引发宫外孕。

4. 减少烟酒

据统计，宫外孕和吸烟有一定的关系，吸烟者患宫外孕是非吸烟者的1.5 ~ 4倍，因为烟草中的尼古丁可改变输卵管的纤毛运动，引起机体免疫功能低下。

5. 定期检查节育环是否异位或脱落

很多女性总是简单地认为只要安置了节育环就什么事也没有了，事实上带着节育环的女性也会怀孕，而且大多是宫外孕。

6. 减少使用避孕药

避孕药会改变女性体内激素水平，影响子宫和输卵管的内部环境和蠕动变化。因此，女性如果打算怀孕，最好提前一段时间停止使用避孕药，然后再怀孕。

7. 有宫外孕病史的女性，一定要在再次怀孕以前检查输卵管

只有确认输卵管完全通畅，才能将再次宫外孕的概率降到最低。

第三节 孕期生病，用用药膳和小偏方

孕期呕吐，小食物也能帮大忙

夏梦问诊记

前天和表嫂在网上聊天，她说：“夏梦，你快帮帮我吧，天天吃什么吐什么，太难受了。”我笑道：“嫂子，这都是正常的现象，你千万别有太大的心理压力。”表嫂和我表哥结婚两年后，在家人的压力下，提前结束了二人世界，怀上了宝宝。可是表嫂身体弱，对怀孕特别敏感，还不到两个月，各种不适就来了。

“你是不知道，我最近吐得那叫一个稀里哗啦，把胆汁都吐出来了，不吃吧，觉得肚子饿得实在受不了，可是一闻到饭味就忍不住要吐。”听着表嫂痛苦的诉说，我安慰道：“每个人孕期都会出现这样的情况，可能你的反应太激烈了。没事儿，想吃什么就让我哥给你做。”表嫂发了个难受的表情，突然问我：“你说有没有什么药可以既不伤害腹中的胎儿，又能缓解这种症状？要不然我真的受不了了。”

想着网络那端表嫂痛苦的样子，我说：“千万别吃药，我给你两个秘方吧，也许能缓解你的症状。”

夏梦来帮你

在孕早期，大多数准妈妈都会出现反复恶心、呕吐等症状，大多是脾胃虚弱、肝胃不和导致的。此时，可以通过以下两种小方法来缓解。

方法一：生姜、乌梅加红糖。先把生姜切成片，放到砂锅里，锅里面加上红糖水，然后再加上乌梅肉一起煎。一次不用放太多，生姜和乌梅肉各 10 克，再加上 200 克红糖水即可。一天喝两次。乌梅性温味酸，有敛肺止咳、生津止渴、涩肠止泻等作用，可以帮助温和胃脘，增加唾液分泌，且生姜也有益脾胃、散风寒的功效，因而可以很好地缓解肝肾不和引起的妊娠呕吐。

方法二：姜丝煎鸡蛋。先把鲜姜切成丝，放到油锅里煎炒，等姜丝变黄的时候，打上两个鸡蛋，放少许盐，炒香煎熟就可以吃了，对于缓解呕吐等有一定的疗效。

值得一提的是，大多数妈妈的孕期呕吐都在正常范围内，但如果是恶心呕吐剧烈而频繁，头晕厌食，食入即吐，甚至是精神萎靡、迅速消瘦、血压下降，就一定要及时去医院就诊。

孕期小病小痛，快请小偏方来帮忙

夏梦问诊记

下班刚到家，我的电话就响了。

“喂？”我接起电话，还没说完，那边就传来了“啊……啊……嚏！”的打喷嚏声音。对方一边打喷嚏一边说：“亲爱的，我生病了，该死的感冒。”原来是我的高中同学，前段时间我们刚刚见过，她已经怀有四个月的身孕了。“没有乱吃药吧？以后一定要小心点，这个时候感冒不能乱吃药。”我说道。

“我哪敢乱吃药呀，还没征得你的同意呢，赶紧给我开点‘神仙水’让我喝了快快好吧。”她在那边还是嬉皮笑脸地说着。“什么神仙水？只不过是不伤害肚子里面宝宝的药膳罢了，好了，你等等，我这就给你发过去。”挂完电话，我就把方子发给她了，好让她早点好起来。

夏梦来帮你

谁都无法保证自己在孕期免受疾病的侵扰。当孕期遇上了疾病，不到万不得已的情况下我们不会选择药物，但是这并不是意味着就要硬生生地扛着。

正所谓条条大路通罗马，面对孕期疾病，我们有很多种办法，其中最常用的莫过于小偏方了。

下面我就来给大家推荐几个常用的小偏方吧。

1. 孕期感冒

橘皮姜片茶：橘皮、生姜各10克，一同入锅加水煎煮，然后再加红糖10～20克，即可饮用。

姜蒜茶：大蒜、生姜各15克，将生姜和大蒜切片，放入锅中加一碗水，煎至半碗，加红糖10～20克即可饮用。

姜糖饮：生姜15克、一根葱白，姜切片，葱白切成3段3厘米长的葱段，一同放入锅中加水50克，煮沸后加红糖饮用。

2. 孕期贫血

大枣黑木耳补血方：黑木耳15克、大枣15个，先将大枣和木耳洗净，然后放入碗中，加水泡发，待泡开后再加适量冰糖和水，上锅蒸1小时，吃枣、黑木耳，喝汤。每日早晚各服一次。

三红汤：红豆50克、红枣7枚、花生红衣适量，将三种食材一同入锅加适量清水熬汤，连汤一起食用，每天吃一次。

3. 孕期咳嗽

冰糖炖梨：先将梨去皮、剖开、去核，加入冰糖，放入锅中隔水蒸软即可。

烘烤橘子：先用筷子在橘子底部中心打一个洞，然后取适量的盐塞进去，用铝铂纸包好并放入烤箱中烤15～20分钟，取出后将橘子皮剥掉趁热吃。

4. 孕期牙痛

用饱和浓盐水（取水适量加盐至不再溶解）漱口，浓盐水有助于消炎。也可以用药棉沾上浓盐水后咬在肿痛的牙齿上，不要怕疼，坚持一小会儿，之后用白开水漱口。

5. 孕期便秘

怀孕中期，准妈妈常常因为燥热上火出现便秘的现象，此时可选择吃一些养血、清热、凉补的食品，如新鲜果汁及富含铁质与高钙的食物。

当然还可以采用一些食疗法进行缓解，具体如下。

酸奶水果沙拉：选择橙子、苹果、香蕉、猕猴桃、低脂酸奶、蜂蜜，先将水果洗净、切丁，放入盘中，然后再根据水果的量及个人口味，调适量酸奶、蜂蜜即可。

木耳芝麻大米粥：选取适量的黑白木耳、黑芝麻、桑葚、大米，先将米淘洗干净，放入锅中，加适量清水煮。此时，将黑木耳、白木耳切碎，黑芝麻碾碎，桑葚洗净备用。待到米煮到半熟的时候，再将黑白木耳、黑芝麻和桑葚一起放入粥中，煮熟即可食用。

6. 孕期水肿

在妊娠中晚期，大部分准妈妈的皮肤开始水肿，并会向上扩展至小腿、大腿，甚至全身皮肤。此时可以通过一些食疗法进行调理。

蜂蜜 1 杯，加冬瓜仁 20 克，用水煎服。每日 3 ~ 4 次即可达到消肿的效果。

冬瓜汤，可加大枣或其他调味品，不放盐，有很好的疗效，孕妇可长期服。

7. 妊娠高血压

这是在孕中期、孕晚期才会出现的症状，此时，准妈妈不可随便吃降压药，但是可以通过食物缓解症状，如芹菜、鱼、鸭肉、黄鳝等，都是非常不错的选择。

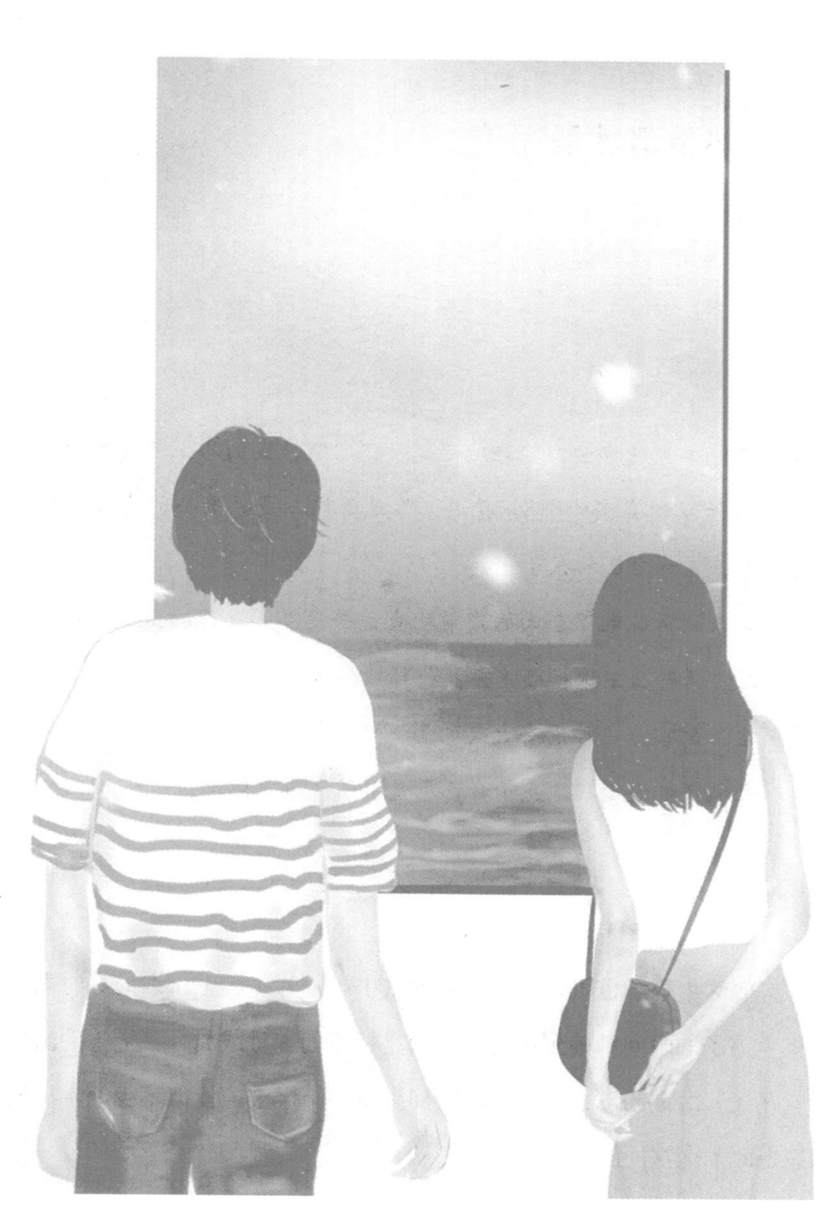

第四节 顺产还是剖宫产，医生说了算

顺产，瓜熟蒂落才最完美

夏梦问诊记

林夏摸着肚子里的宝宝，轻轻地说道：“宝宝，我们马上就要见面了。”其实，林夏肚子里的宝宝才刚刚38周，但是下周三是她老公的生日，所以她决定在这一天，见到自己的孩子。

这天，她来到医院做了全面的产前检查，并没有剖宫产的指征，我觉得完全可以顺产。“为什么不选择顺产呢？”我疑惑地问道。

“夏医生，剖宫产应该没有太大的影响吧？我就是想让孩子和他爸爸同一天生日，况且顺产也太疼了，我怕自己承受不了，所以想选择剖宫产。”

夏梦来帮你

如今，何时生孩子也可以在人的掌握之中了，为了赶上所谓的好时辰，人们甚至将生孩子的时间精确到小时，尤其是每年的6月或8月，宝宝的出生率非常高。在大人的期盼下，在特定的时间生下一个宝宝，使得不少原本可以顺产的妈妈走向了剖宫产的手术台。

那么，究竟哪种方式才是最完美的呢？其实，生孩子与瓜熟蒂落是一个道理，如果孕妇体检各项指标正常，医生往往会建议正常分娩。如果产妇非要违背“瓜熟蒂落”这一自然规律，为了在“吉日”生子而强行“摘瓜”，这样不仅会影响到产妇的健康，还会引发新生儿出现并发症，导致其肺炎等。

可见，违背规律“硬摘瓜”必定有遗憾，生子还需顺应自然才最完美。那么为什么顺产就是最完美的呢？下面我们就谈谈顺产的好处。

1. 疼痛持续时间短，恢复快

顺产的妈妈疼痛的时间短，产妇一般 3 天就可出院，且饮食起居很快就可恢复正常；而剖宫产的妈妈在手术后 6 ~ 8 小时不能进食，疼痛持续时间较长，且一般至少一周才可以出院。

2. 子宫及生殖器官恢复情况更佳

顺产后，恶露的排泄引流更加容易，子宫恢复得也快；剖宫产手术创伤大，伤口愈合得慢，且妈妈患子宫内膜异位症的概率会提高。

3. 产妇容易下奶

顺产过程中，腹部的阵痛会使垂体分泌出一种催产素，此激素不但能促进产程的进展，还能促进产妇产后乳汁的分泌。这也是为什么顺产妈妈比剖宫产妈妈下奶快的原因。

4. 宝宝免疫力强，协调性好

顺产过程中，宝宝会在妈妈的产道中吸收附着在妈妈产道的正常细菌，让宝宝们体内很快有了正常菌群，对宝宝免疫系统发育非常重要。不仅如此，与剖宫产相比较，顺产的宝宝身体的协调性更好。

5. 宝宝患肺病的概率低

新生儿肺炎是剖宫产中常见的疾病，而通过顺产，则能很好地避免这一情况，在顺产的过程中，随着子宫有规律地收缩，胎儿肺脏得到了锻炼。因此，宝宝顺产出来以后，很少发生肺透明膜病。同时随着有规律的子宫收缩、产道挤压，胎儿呼吸道内的羊水和黏液也会随之排出体外。因此，顺产可大大降低新生儿并发症的发生率。

由此可见，“瓜熟蒂落”无疑是最佳的选择，对妈妈和宝宝都好。当然，自然分娩会对妈妈的阴道有一定的伤害，但是其好处却是显而易见的，要知道任何事情都有两面性。

顺产不得已，剖宫产来相助

夏梦问诊记

周女士在我的调理下如愿以偿地怀上孩子。从怀上孩子的那一刻开始，她就打定了主意要顺产。

好不容易挨了十个月，终于到了临产阶段。

一天，周女士突然感到腹部阵阵剧痛，随之羊水也破了，家人马上把她送进了医院。本来她以为自己可以顺利地生下孩子，无奈疼了足足一天时间，子宫口仍然没有开全。在这种情况下，医生建议赶紧剖了，否则孩子的生命就该有危险了。周女士犹豫不决，她觉得医生的话有些危言耸听，还想再等一等。后来又等了两个多小时，子宫口依然没有开全。这次，医生没有再等，果断地为她进行了剖宫产手术。

夏梦来帮你

女人生孩子，无非就是两条路，一是自然分娩的天然之路；二是剖腹分娩的人造之路。至于要选择哪一条路来走，不是随着心情而定的，关键是要看产妇和肚子里的宝宝的情况。

然而，就目前来说，剖宫产在我国非常“火”，据有关资料显示，在20世纪50年代到70年代中，剖宫产率仅为5%，而如今，国内大部分医院的剖宫产率都在 40% ~ 60%，甚至个别医院高达 80%。

剖宫产，原本只是降低难产、不得已情况下的一种备用手段，而如今，竟然成了一种主要的、日常的生产道路。之所以会有这样的转变，很大一部分原因在于产妇自己：怕疼、怕影响以后的性生活……

其实，只有发生以下特例，当顺产没有希望的时候，我们才可以进行剖宫产。

第一，准妈妈有严重的内科疾病。

第二，胎位不正（如横位、臀位）。

第三，胎盘位于宫口处（前置胎盘）。

第四，骨盆明显狭窄和形态上的畸形。

第五，胎盘早剥。

第六，先兆子宫破裂。

第七，产前出血，如胎盘早剥、前置胎盘。

第八，阴道、软产道、盆腔、宫颈有特殊病变或畸形。

第九，妊娠并发症或并发症病情严重者，如妊娠合并严重心脏病、糖尿病、肾病等。

第十，巨大儿（体重超过 4 千克）。

第十一，脐带脱垂，胎心尚好，估计胎儿能存活，但短时间内又不能经阴道分娩。

第六章

为二胎妈妈答疑解惑

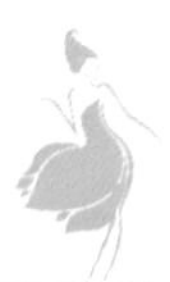

时光带走的不仅仅是女性美丽的容颜，还有“最佳生育年龄”。和年轻的女性相比，大龄女性、二胎妈妈在备孕的这条道路上，往往更心酸、更艰难、更漫长……但即便如此，大家也不要迷茫，我会为大家答疑解惑。

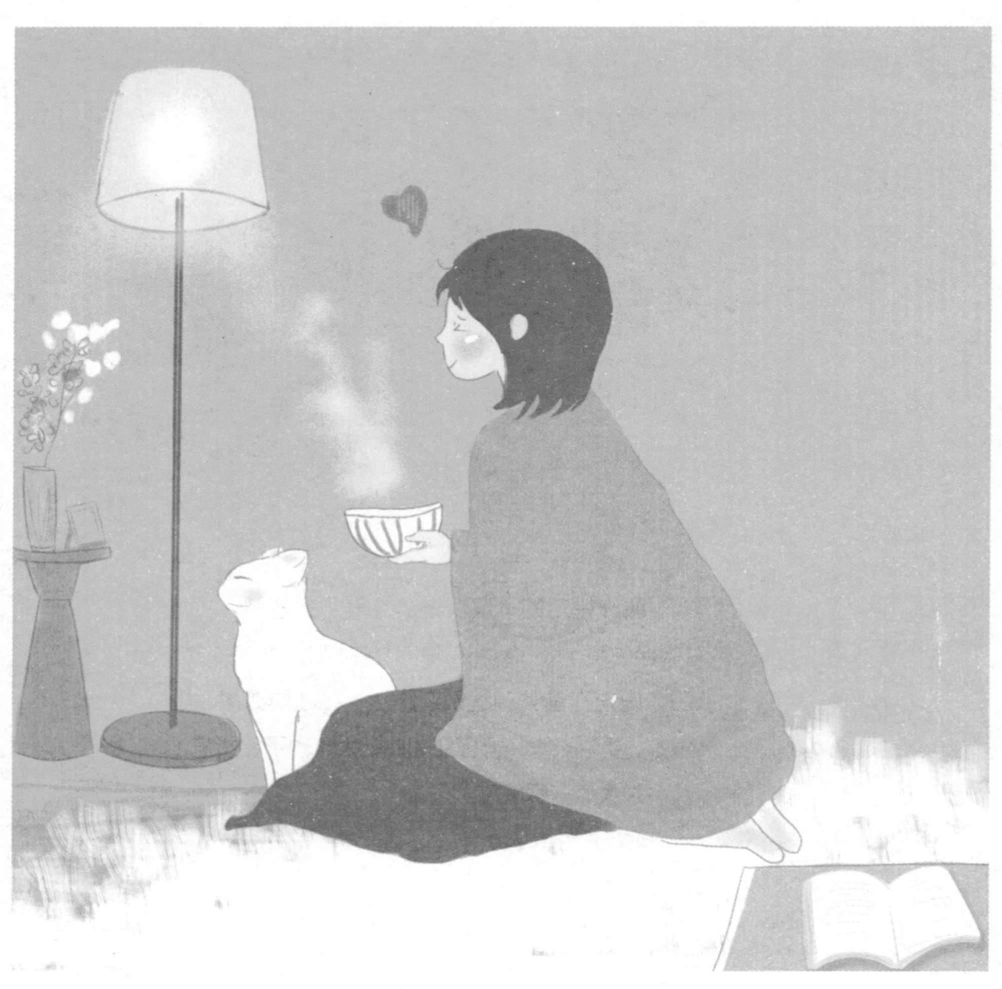

第一节 未雨绸缪，大龄妈妈不打无准备之仗

大龄女青年，孕前检查不能省

夏梦问诊记

一次，我乘火车去武汉参加一个学术交流会。在火车上，为了打发无聊的时间，大家有一句没一句地聊着天，说着工作上的一些事情。

我旁边的一位翻看杂志的女士对我们的话题非常感兴趣，在得知我是医生后，就对我敞开了心扉。

“我今年39岁了，年轻的时候，一直忙工作，把婚事都耽误了。去年结了婚，特别想要孩子，可半年过去了，还是没怀上，最近太忙了，也没顾得上去医院检查。”女士小声跟我说。

“你之前有过流产吗？月经规律吗？有没有妇科炎症之类的疾病？”我问道。

“没有流产，也没有妇科炎症，月经还好，基本规律，有时候可能会有延期，但时间并不长。”

“应该没什么问题，但是由于年龄的缘故，我建议你先去做个孕前检查……”我对该女士说。

夏梦来帮你

都说女性最伟大的职业就是做妈妈，可事实上很多女性都因为事业而将婚姻、怀孕一推再推，从而错过了最佳的生育年龄。25 岁 ~ 28 岁是女性的最佳生育年龄，可很多女性拖到 30 岁或者 35 岁以后才想起来生孩子。

35 岁以后，虽然经济基础、心理年龄有了优势，但是生理上已经明显在走下坡路。此时生孩子，总有背水一战的感觉，于是不得不时时刻刻小心翼翼。虽然过了 35 岁的女性也并非就是怀孕的“高危人群”，但比起年轻女性，她们在怀孕这件事上确实会遇到更多的麻烦，比如：排卵不规律、受孕概率降低；流产或难产风险增大；发生妊娠高血压、妊娠糖尿病的概率升高……

可见，在怀孕这件事儿上，并不是年龄越大越有经验，反而是年龄越大越吃亏。当然我们也不能因为怕吃亏就拒绝怀孕，只是需要做好万全的准备。在怀孕前，必须要做孕前检查，尤其是这几项。

1. 甲状腺功能检查

TSH ＞ 2.5，容易患甲减，一方面不宜怀孕，另外也容易引起自然流产、胎停育、孩子智力低下、产后抑郁等问题。

2. AMH 检查

AMH 的正常值介于 2 ~ 6.8ng/mL，AMH 数值越高，代表卵子存量越丰沛，适合受孕的黄金期较长，AMH 值越低则表示卵巢功能越差，35 岁过后 AMH 值会开始急剧下降，当 AMH 值低于 0.7ng/mL 时，表示卵子库存量已严重不足，几乎难以受孕。

3. 染色体检测

主要是及早发现克氏征、特纳氏综合征等遗传疾病、不育症。

4. 神经管畸形筛查

通过对神经管畸形筛查，提高优生优育的机会。

5. 空腹血糖检查

先天畸形在糖尿病病人所生婴儿中较为常见，特别是骨骼畸形与先天性心脏病。母亲酮症酸中毒的发生不利于胎儿的代谢，糖尿病控制欠佳会增加胎儿的死亡率。因此，要特别注意此项检查。

6. 优生五项检查

您在孕育宝宝前要进行优生五项检查：弓形虫 IgM 抗体、风疹病毒 IgM（RV-IgM）、巨细胞病毒 IgM（CMIgM）、抗单纯疱疹病毒 IgM（HSV-I）和抗单纯疱疹病毒 IgM（HSV-II）。妊娠前三个月感染病毒或细菌，尤其是风疹病毒，就有可能导致宝宝患上先天性心脏病等多种先天性疾病。

7. ABO 溶血检查

如果女方血型为 O 型，丈夫为 A 型、B 型，或者女方有过不明原因的流产史，则要进行这项检查，以避免新生儿发生溶血症。

总之，作为一名大龄女性，在备孕之前一定不要忽视检查。要知道，检查并不是目的，只是为了查出身体有哪些潜在的问题，然后再积极与医生沟通治疗，等到把这些都搞定了，再着手备孕。

身体存在小疾病，积极治疗再当妈

夏梦问诊记

一个下雨的早晨，我早早地来到了门诊，坐下来没多久，一位女士走了进来。

她身材丰腴，脸上带着淡淡的微笑，走到我面前说道："夏医生，我是来做孕前检查的。""挺好，怀孕之前做个检查，非常好，难得你是个细心的人。"我一边赞叹，一边为她开检查单子。

几天后的一个上午，她还是第一个走进我的门诊，手里拿着检查结果。我仔细地翻看着，其他还好，就是血糖偏高，我问道："你的血糖高，你知道吗？""血糖？"她先是愣了一下，接着说："我不知道。会不会是遗传呢？我爸爸就有糖尿病。"

"遗传也不是没有可能。"我回答说，"就你目前的身体状况来说，除了血糖偏高，其他的都还不错。但是就怀孕而言，我建议还是先控制好血糖，然后再怀孕。"显然我的话让她吃了一惊。"血糖高会影响受孕吗？"

接着，我告诉她，如果体内糖分过高，在妊娠期间一旦出现糖尿病，就可能会出现孕期体重增加、孕期高血压等疾病；更重要的是孕妇的糖尿病还会导致胎儿出现畸形、宫内缺氧、生长发育受限等状况……

听完我的话，她改变了观念，决定先治病，然后再怀孕。

夏梦来帮你

对于很多超过35岁的女性来说，一旦有怀孕的计划，这个想法就会特别强烈，迫不及待地想怀孕。但是当她们去医院体检的时候，总会出现一些小意外，比如可能会有血压、血糖偏高，贫血等现象，面对这些小状况，我们应该怎么办呢?

当然很多女性会觉得受孕是刻不容缓的事情，这些疾病的治疗，无疑是延长了受孕的期限。但是我想说的是,安全总比速度更重要。因为今天的一个小隐患，也许会成为孕期的大危险。因此，即便隐患再小，疾病再小，也要先治疗，再怀孕。

那么，在备孕期间，哪些疾病需要我们放慢自己的备孕步伐呢?

1. 贫血

如果准妈妈在怀孕前就患有贫血，那么怀孕后，她的早孕反应就会比别人更加强烈，还会在一定程度上影响胎儿的营养吸收，甚至导致贫血变得更加严重。

如果准妈妈的贫血情况比较严重，就会造成胎儿宫内发育迟缓，出现早产或死胎等现象。所以，如果准妈妈在怀孕前检查出贫血，一定要先把贫血治好后再怀孕，怀孕之后还要继续做定期检查。

2. 心脏病

怀孕会增加身体的负荷，尤其是到孕后期，准妈妈会感觉到非常劳累。如果怀孕前，准妈妈就有心脏病，那么怀孕后期，准妈妈就会出现很多不适症状，甚至出现流产、早产、胎盘功能不全等现象。

因此，如果备孕前发现自己有心脏病，最好去医院询问一下医生。

3. 高血压

备孕期发现准妈妈已患有高血压，若是强行受孕很容易出现妊娠高血压综合征。因此，遇到这样的情况，最好是先进行治疗，在血压保持稳定的前提下再怀孕。并且在孕期，一定要多加注意，时刻监测自己的血压，并采取低盐饮食。

4. 糖尿病

对于准妈妈来说，糖尿病极易引发妊娠高血压综合征。因此，怀孕之前，一定要采用药物治疗，将病情控制好，否则就会出现流产、早产，甚至出现巨大儿等现象。

5. 膀胱炎、肾盂肾炎

这类疾病，会对怀孕产生严重的影响。所以，一定要先彻底治愈后再怀孕，以免在孕期苦不堪言。

6. 结核病

准妈妈若患有传染性的结核病，在孕期容易出现流产、早产等现象。因此，一定要先治愈，然后再怀孕。

7. 性病

性病不仅仅是两个大人之间的事情，还会影响到孩子。因此，为了孩子的健康，一定要先将疾病治好。

8. 胆囊疾病

女性在怀孕后，胆固醇分泌增加，血中孕激素水平提高，导致胆管松弛，胆囊的排空速度减慢，胆汁中胆固醇和胆盐的浓度增加，容易沉积形成结石，继而刺激胆囊发炎，如果之前有胆囊炎的病史，此时更容易加重。

9. 皮肤病：带状疱疹、湿疹等

治疗带状疱疹、湿疹一般都需要用到抗病毒的药物，但是这类药物有很多是孕妇不能用的，所以孕前患此类皮肤病的女性，一定要先治愈后再怀孕。出现带状疱疹、湿疹多是抵抗力差诱发的，可以吃点增强免疫力的药物来改善这种情况。

第二节 关于二胎那些事儿

二胎，要不要生？

夏梦问诊记

二胎政策的放开，给周晴原本平静的小生活投入了一个“幸福炸弹”。丈夫自政策公布之日起就乐得像个孩子，公公婆婆也打来电话催促他们再生一个。平心而论，周晴也非常想再生一个，可是真的到了这个时候，周晴却有点高兴不起来。

她坐在我对面，缓缓地说道：“生二胎，这是我做梦都想的事情，但当这件事真正摆在面前的时候，我还是有不少顾虑的。”看着她沉重的样子，我不禁安慰道：“生二胎，只要身体条件达到标准了，就一切没有问题。”“可是，我……”周晴担心地分析道，“我现在已经39岁了，即便是今年顺利怀上，生的时候已经40岁了。再说了，很多二胎妈妈怀孕都不那么顺利，拖个一年半载的，到那时岂不都40多岁了，这样，即便是怀上了，还能生得顺利吗？”

听得出来，周晴是一个很理智的人，对二胎也有一定的认识，也正是因为如此，才掉进了“生与不生”的漩涡中。

“这样吧，今天我先给你做个检查，改天最好让你老公也过来检查一下，看看你们是否符合二胎生育的标准。要知道，这生不生二胎呀，不是仅仅心里和嘴上说了算，还得看身体是不是允许，这才是硬性指标呢。”

夏梦来帮你

随着二胎政策这枚“炸弹”的落下，众多家庭的平静生活彻底被搅乱了。一时之间“二胎”成为人们的关注热点，在生活中，人们见了面不再以“吃饭了吗”作为打招呼用语，取而代之的是“生二胎吗？”

生孩子远远不是嘴上说说那么简单，尤其是对于二胎妈妈来说，年龄大、身体上的各种小毛病、第一胎时曾出现的危险……这一切都成了阻碍生二胎的硬伤。那么，究竟能不能生二胎呢？究竟哪些人能生二胎，哪些人不能生呢？这关键得看身体指标是否达标。

1. 男方的精子情况

众所周知，精子的健康与否直接决定了你能否顺利地怀上二胎。精子产生于男性的睾丸，经过性交可以直接进入女性的阴道、宫颈等生殖系统。因此，女方要想正常怀孕，就必须保证精子质量，因此男方的精液是二胎生育力评估的主要检查项目之一。

2. 女方的卵巢功能

对于二胎妈妈来说，从外部看年龄是硬伤，其实内部的卵巢功能减退才是不可逆转的事实。尤其是对月经不调，甚至出现闭经的大龄女性来说，在备孕二胎之前，一定要明确卵巢功能和排卵情况。

3. 女方的子宫环境

对于怀孕来说，子宫是受精卵着床的部位，子宫的健康与否直接关系着受精卵能否着床。在现实中，不少女性朋友生完一胎之后，曾因为避孕失败而出现一次或多次流产，这样一来，子宫及子宫内膜就不可避免地受到重伤。还有一部分女性，因为人流手术或者各种疾病造成了宫腔感染、宫颈或宫腔粘连等，这所有的一切都会导致继发性不孕，当然即便是侥幸怀上了，也会出现流产的现象。因此，大龄二胎女性在备孕之前一定要做好子宫 B 超检查。

4. 女方的输卵管情况

输卵管是精卵结合的唯一通道，它具有极其复杂而精细的生理功能，承担着卵子、精子获能，受精，受精卵输送等任务。但是这条管道却经常会出现堵塞的现象。尤其是对于大龄女性来说，一旦出现输卵管堵塞、不通、粘连和积水等现象，均可能导致二胎迟迟不孕。因此，准备生二胎的大龄女性在备孕之前，一定要对输卵管进行检查，确保其畅通无阻。

生二胎，做个检查最保险

夏梦问诊记

王女士来找我调理身体，她刚做完人流手术，并不是不想要这个孩子，而是没留住。

今年刚过完春节，王女士就发现自己怀上了二胎，一家人都非常重视，但是王女士经常满不在乎地说："没事儿，又不是没生过，怀孕不就这么回事吗！"平时，王女士也是想吃啥就吃啥，该去医院检查也不去。

怀孕五个月的时候，王女士总是感觉到一阵阵头晕、眼花，一天早晨，她从床上坐起来的时候，突然眼前一黑就什么也不知道了。家里人吓坏了，赶紧把她送到了医院。医生一查血压，高压达到了180，低压120，确诊为妊娠高血压。王女士在怀二胎期间从来没做过检查，只是根据以往的经验自己判断，并不知道自己患了妊娠高血压。她的病情不稳定，孩子目前的情况也不好，只好终止妊娠了。

夏梦来帮你

民间有句俗语"一胎照书养，二胎照猪养"，话虽不雅，却道出了不少二胎妈妈的心声。在经历了第一胎之后，很多二胎女性经常以经验者自居，遇到问题，常常凭经验来判断，而不是去检查，殊不知正是因为这样的心理才造成种种危险。

对于二胎妈妈来说，年龄大，容易出现的危险就多，比起年轻的女性，在备孕的时候更不能忽视检查。那么，作为一名二胎备孕妈妈，必须做哪些检查呢?

常规妇检：这是必不可少的一项检查，结合 B 超等辅助检查了解二胎备孕妈妈是否有盆腔炎，或者子宫内膜异位。常规检查是降低再次怀孕发生宫外孕、前置胎盘、胎盘植入等问题的有效措施。

妇科 B 超：了解子宫形态、内膜厚度、卵巢大小、卵泡基数等，预测卵巢的储备功能。

感染相关因素：通过查白带和验血，了解二胎备孕妈妈的白带中滴虫、霉菌、支原体是否呈阳性，血液中是否检测出巨细胞病毒和风疹病毒等，以免影响受孕或者造成胎儿畸形流产。

内分泌检查：如内分泌激素、甲状腺功能、抗苗勒氏管激素（AMH）的检查，是非常有必要的，通过内分泌检查，可以了解二胎备孕妈妈内分泌是否正常，借此判断其受孕能力。

一般检查：如血常规、凝血功能、血型的检查，另外还应该进行肝肾功能、血糖、血脂等生化常规检查。

抗体检查：可查抗精子抗体、抗卵磷脂抗体、抗子宫内膜抗体、狼疮因子等。这些检查也是非常重要的，这些抗体都会在一定程度上影响受孕或是造成流产。

25 羟基维生素 D 检查：维生素 D 是促进钙吸收的，维生素 D 偏低会导致吸收不良，机体出现缺钙就会出现夜间睡眠出汗的情况。孕期缺乏维生素 D，会使胎儿骨骼钙化和牙齿萌出受影响，严重者可致胎儿患佝偻病。

代谢相关检查：如叶酸代谢、微量元素、耳聋基因的检查等。

环境检查：可进行微量元素检测或对有异味的环境进行检查。如备孕妈妈缺乏微量元素，则在孕前需要补充，以确保怀孕后母体的营养。

除了这些相关的检查之外，二胎备孕妈妈在备孕的时候，还应该注意以下这些问题。

体重指数：就是体重（千克）/身高（米）的平方，如果体重指数＞25，那就要注意减轻体重，但是一定要通过健康的方法减重，如科学饮食，合理运动等。如果对体重不加以控制，就会增加妊娠高血压、妊娠糖尿病、流产的风险。

监测血压：随着年龄的增长，二胎妈妈妊娠期高血压的发生率会增加。所以备孕的时候，一定要注意监测血压，若有异常，一定要及时加以治疗。

血糖、血脂情况：为避免出现“糖妈妈”“糖宝宝”，二胎妈妈一定要注意血糖的测定，可以选择检查餐后2小时血糖、糖化血红蛋白，了解体内糖代谢的情况；血脂检查也很关键，血脂升高，会加重妊娠血栓发生的概率。

甲状腺功能：二胎备孕妈妈备孕前一定要检查甲状腺功能，胎儿的发育不能缺少母体甲状腺素的供应。

肝、胆彩超：检查脂肪肝等情况，最好不要带脂肪肝怀孕。

二胎妈妈，千万要管理好体重、血压与血糖

夏梦问诊记

王女士和赵先生，婚后非常恩爱，他们已经有了一个五岁的女儿，二胎政策放开后，他们还想再要一个孩子。经过一段时间的准备，王女士怀孕了，赵先生非常高兴，每天变着法子给她做好吃的，还隔三岔五地给她买营养品。怀孕2个月后，赵先生怕妻子工作太累，就提议让她辞职，安心养胎，于是王女士便辞掉了工作，专心在家养胎。

辞职后，王女士每天睡到9点多才起床，吃完早餐，稍微活动一下，就开始睡午觉。睡到3点多起来，婆婆已经准备好了丰盛的午饭。吃完午饭，再看会儿书，看会儿电视，陪老大玩会儿，就到吃晚饭的时间了。这一天，除了吃、睡，活动量非常小。

就这样王女士的体重一直在飞速增长，不仅如此，王女士有时候还会出现头晕、眼花的症状，到妊娠36周的时候，王女士的体重从原来的55千克猛增到了90千克，胖了35千克，完全超重了。突然有一天，王女士晕倒在地，到医院检查被诊断出患有妊娠高血压、妊娠糖尿病和肥胖症。

由于当时情况比较危险，医生当即对其进行了剖宫产。虽说母子平安，但是对比王女士不成比例的肥胖，孩子还不足2.5千克，是个名副其实的“小不点”。

夏梦来帮你

随着二胎政策的开放，许多家庭开启了造人模式，然而，许多妈妈已经年过 35 岁，错过了最佳的生育年龄。其实，年龄并不是问题，问题是很多女性一旦到 35 岁以后，身体开始发福，血压上升。这些都是不利于怀孕的。

一般说来，二胎备孕妈妈体重过高，会增添孕期并发症风险，影响胎儿健康；血压过高，则会造成胎儿发育缓慢，甚至给孕妇带来生命危险。因此，在备孕前、怀孕后，二胎妈妈一定要管理好自己的体重与血压。

1. 管理好血压

（1）做好血压监测

如果二胎妈妈在备孕期间已经检测出高血压，那么，为预防孕期高血压，在怀孕后 3 个月就要开始做好血压监测。怀孕 3 ～ 7 个月期间，最好每月检查一次血压，怀孕 8 ～ 9 个月期间要坚持每两周检查一次血压，怀孕最后一个月时每周都要检查一次血压。

（2）配合降压治疗

如果二胎妈妈在怀孕期间检查出高血压，一定要听从医生的建议，除通过服用药物降压外，还应该严格监控日常饮食以及每天的盐摄入量，以配合降压治疗。

（3）积极治疗高血压并发症

二胎妈妈在备孕期间，如果出现高血压并发症，一定要积极配合治疗，如果高血压过于严重，还应考虑终止妊娠。

（4）控制情绪波动

患高血压的二胎妈妈更要控制自己的情绪，不但要避免精神刺激和情绪波动，还要保证睡眠质量。

2. 管理好体重

二胎妈妈在备孕时，一旦体重超标，就要注意排查引起肥胖的原因，如果排除了疾病因素，就需要咨询医生，改变饮食习惯、适量运动，尽量在妊娠前把体重调整到正常范围。

国际上通常采用体重指数作为评判体重是否正常的标准：体重指数（BMI）=体重（kg）/ 身高^2（m^2）

一般情况下，当你的体重指数在 18.5 ~ 23.9 时，表明为正常体重。体重指数≥ 24 为超重；体重指数≥ 28 为肥胖。

大家可以参照这个标准自己计算一下体重是否超标。如果孕前体重指数偏高，一定要通过合理的饮食和运动降低体重。但是千万不能单纯地节食，因为节食本身就是一种很不健康的行为，不仅对自己的身体不好，将来怀孕了还会影响胎儿的健康。

因此，最正确的做法就是要吃得合理、吃得营养，并坚持适量的运动，使得你的体重不会增加太多，而你和宝宝却很健康。

3. 管理好血糖

糖尿病在孕期分为两种情况，一种是孕前已有糖尿病，为糖尿病合并妊娠；另一种是在妊娠期发生或首次发现糖耐量异常，为孕期血糖偏高。前者在怀孕前就存在，容易引起孕妇重视，后者由于大多无症状性，极易被忽视。因此在孕期要定期检查血糖，特别是怀孕 20 周后，尽可能避免此病对孕妇和胎儿产生不良影响。

（1）定期监测孕期血糖

多数妊娠期糖尿病妇女尽管血糖已经升高，但常无不适症状，因此定期检测血糖至关重要。应密切监测三餐后的血糖水平，必要时还要查一下睡前血糖的情况，一般每天至少查一次血糖，就诊时将记录带给医生。

①孕妇空腹：不超过 5.1mmol/L。

②孕妇餐后 1 小时：餐后 1 小时血糖值一般用于孕妇糖尿病检测，权威数据表明孕妇餐后 1 小时不得超过 10.0mmol/L 才是血糖的正常水平。

③孕妇餐后 2 小时：餐后正常血糖值规定一般不得超过 11.1mmol/L，而孕妇餐后 2 小时正常血糖值规定不得超过 8.5mmol/L。

（2）饮食调整控制孕期血糖

在控制总热量的原则下，营养全面均衡，规律进餐，少量多餐，保证母婴需要，体重适当增长。碳水化合物以粮食及豆类为主，应注意粗细粮搭配。水果不宜餐后立即食用，应于餐后 3 小时左右食用。水果中的草莓、猕猴桃等可为首选，香蕉、荔枝、龙眼和葡萄等水果含热量较高，故不宜多吃。食糖、蜂蜜、巧克力、甜点等双糖、单糖食物应避免食用。蛋白质、脂肪、矿物质、维生素等也应适量摄入。

（3）合理运动控制孕期血糖

合理运动不仅有益于母子健康，而且还可控制糖尿病。因此，除去有糖尿病急性并发症、先兆流产、习惯性流产而需保胎者及有妊高征者，孕妇应到室外参加适当运动。运动宜在饭后 1 小时左右进行，持续时间不宜过长，一般 20 ~ 30 分钟较合适。运动项目应选择较舒缓不剧烈的，如散步、缓慢地游泳和太极拳等。

（4）药物治疗控制孕期血糖

如果经过饮食管理与运动疗法仍不能控制血糖，应进行胰岛素治疗，既可有效控制血糖，又对胎儿没有影响，对母子来说都是安全的。